本草一味

清肠毒

本草护佑全家人丛书

余瀛鳌 陈思燕◎编著

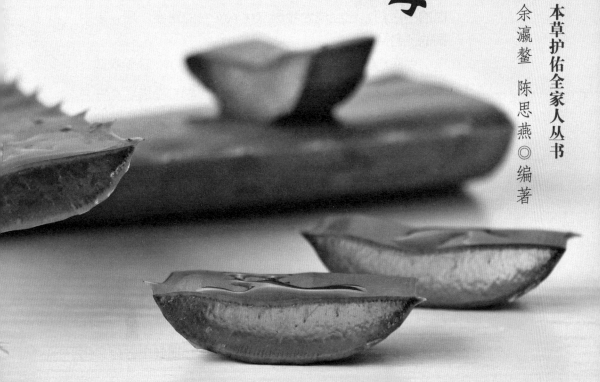

全国百佳图书出版单位

中国中医药出版社

·北 京·

前言

　　中医药学博大精深、源远流长，是无数先贤在与疾病的长期斗争中不断摸索，凝练而成。其内涵深邃，不仅包括治病救人之术，还蕴涵修身养性之道，以及丰富的哲学思想和崇高的人文精神。几千年来，孕育了无数英才，默默地守护着中华民族的健康，使华夏文明绵延至今。

　　在现代社会，科技发达，物质丰富，人类寿命得以延长，但很多新型疾病也随之涌现，给人们带来了巨大的痛苦。随着世界各国的经济文化交流日益加深，越来越多的国际人士开始认识到，中医药在治疗现代社会许多疑难杂症、塑造人类健康身心方面，具有无可比拟的价值，一股研究中医、移植中药的热潮正在世界范围内悄然兴起。此时的中医药，已经成为我国文化软实力的重要体现，是中国的"名片"。

　　中医药因其简、便、廉、验，毒副作用小，深受欢迎，很多人都喜欢学习一些基本的中医药知识。据统计，在农村和城市社区的科普活动中，中医药知识是最受欢迎的科普内容之一。但是，学习中医药并不是一件容易的事情，很多人与之初次接触时，往往被其艰深的内容所阻，最终只能望洋兴叹。

　　由此可见，国内外对中医药知识都有着深切的渴望，但是，能够深入浅出地讲述中医药科普知识的专家和图书不多。

　　有鉴于此，国家中医药管理局成立了"中医药文化建设与科学普及专家委员会"。其目的是整合中医药文化科普专家力量，对中医药文化建设与科学普及工作进行总体设计和规划，指导全行业开展相关工作，提升中医药文化建设水平，为中医药文化建设与科学普及长效机制的建立提供人才保障。

其职责是：对全行业中医药文化建设和科普宣传工作进行指导、研究、咨询和评价，同时承担有关文化科普宣传任务。针对社会上中医药科普作品良莠不齐而读者需求又十分迫切的现状，专家们除举办科普讲座、与各种传媒合作进行中医药知识传播外，还将为中医药文化建设与科学普及活动的策划和相关产品创意提供指导，研究挖掘中医药文化资源，在古籍、文献、典故、名人传说、民间故事中提炼中医药文化的内涵，结合现代社会人们养生保健的新需求，以通俗易懂、喜闻乐见的形式，创作一系列科学、权威、准确又贴近生活的中医药科普作品。

《本草护佑全家人丛书》正是一套这样的健康科普图书。该丛书将包含药食同源在内的单味中药与食物合理搭配，为广大读者提供中医养生与健康饮食指导。该丛书最大特色是医理来源于中医典籍，方法来自专家指导，既权威又安全，既高效又易操作，加之精美配图，彩色印刷，可使读者读之愉悦，用之有益，以此增强身心健康。

在本丛书即将出版之际，我在此对所有为本丛书编写提供指导的专家表示深深的感谢，其中要特别感谢特约中医学专家余瀛鳌先生。此外，要感谢为本丛书出版付出辛劳的众多工作人员。最后，还要感谢与本丛书有缘的每一位读者！

"要想长寿，必究养生"，祝愿大家永远健康快乐！

中国中医药出版社有限公司董事长

宋春生

2021 年 3 月

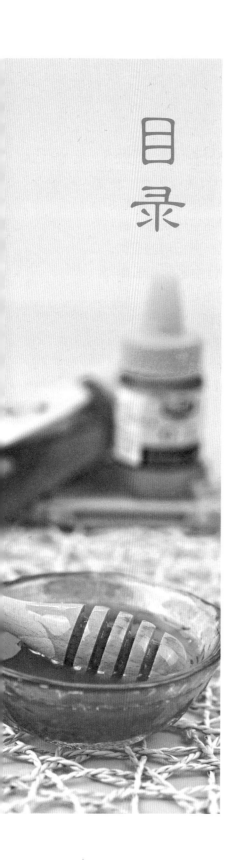

目录

开篇

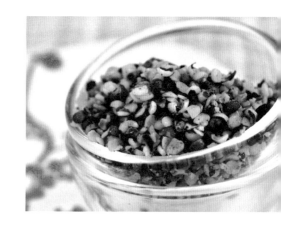

泄热通便药

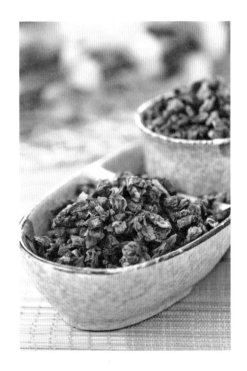

润肠通便药

补肾通便药

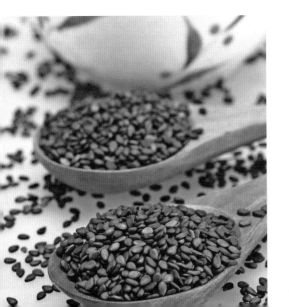

解毒净肠药

开篇

肠中淤毒皆扫清

万病千疾化为尘

肠毒是什么

肠不清 人不净

"肠毒"并不是一个医学概念，而是为了方便描述形成的通俗说法，一般是指危害人体健康的肠内毒素，是肠道内有害物质的总称。其包括长时间存在于肠道中未能及时排出的垃圾混合物，如人体代谢产物、宿便、有害细菌、有害气体、致癌物、重金属盐等。

这些积存在人体肠道内的有害物质如不能及时排出，就会有部分通过结肠黏膜吸收，经静脉系统进入肝脏，导致肝脏负担加重，损害肝脏解毒功能；另一方面，进入血液中的有害物质还会对人体各个器官和系统造成一定的损伤。

肠道是一个垃圾清理站，肠道正常运转时，会把人体摄入的大部分有害物质或多余废物排出体外，使之不能危害人体健康。反之，肠不清则人不净，若垃圾不及时清理，使人体长期处于不洁净的状态时，各种疾病也就不请自来了。

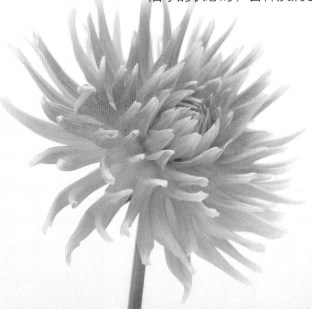

毒从何来

食物残渣

经过充分消化和吸收后的食物残渣在大肠内停留10小时以上，并经过细菌的发酵和腐败作用，形成粪便。

代谢产物

人体各器官、组织正常代谢所产生的废物，最终经血液循环在大肠汇集。

不良情绪和精神压力

不良的精神状态又被称为"心灵之毒"，进而使人负能量上升，正气受损，毒性激素分泌增加，内分泌紊乱，免疫力下降。

滥用药物

很多药物都有一定的毒性，如果长期大量使用，尤其是抗生素等化学药物，会增加人体的排毒负担。

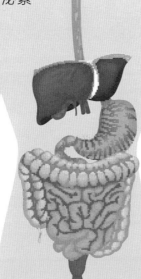

经饮食摄入的有毒物质

大部分有毒物质是我们自己吃进去的。如不洁净的水、有农药残留的蔬果、不洁净的肉、变质食物、有毒性的动植物。

由外而入的疫病细菌

消化系统通过"口"与体外环境直接相通，各种外界的细菌、病毒、寄生虫都易于从口而入。如果咽喉、淋巴和胃酸、消化酶都没有防住的话，肠道就是抗毒的最后一道防线。

空气污染和有毒有害环境

雾霾空气中的有害气体成分、重金属、烟草、粉尘、煤油、汽车尾气、毛絮、装修环境中的甲醛等，长期处于有害环境，不仅肺会被毒化，消化系统也不能幸免，肠毒累积会高于常人。

便秘日久肠毒多

便秘的症状

- ✓ 排便频率减少，一般超过48小时不排便，或7天内排便次数少于2~3次。
- ✓ 粪便量少，且干硬，有的呈干粪球状。
- ✓ 排便困难，排便时间过长或过于用力。
- ✓ 伴有腹胀、口苦、食欲减退、疲乏等症状。

便秘的危害

易生痔疮

大便过于干硬难解，排出时易造成肛裂、出血疼痛，如果肛门经常瘀血，就会形成痔疮、直肠溃疡等。

易生意外

便秘日久、坐便时间长、排便困难、排便时过度用力，容易引发眩晕、高血压、心脏病、中风发作，甚至出现猝死。

让人早衰

长期便秘会造成肠毒增多，肠毒被血液吸收并渗透至全身后，对五脏六腑形成严重的损伤，会使人体加速老化，出现皱纹、眼袋、斑点等问题，精神状态往往变差，未老先衰明显，一些老年慢性病早早找上门。对于女性来说，还易引发内分泌失调、更年期提前、贫血等问题。

让人变丑

肠毒增多会使肝脏的解毒能力下降，从而导致面色黑黄、晦暗，色斑、痤疮丛生，皮肤状态变差，出现粗糙、干燥或过油等问题。

让人变胖

肠毒增多会使皮下脂肪细胞周围淋巴液中的毒素堆积，从而形成臃肿肥胖，且严重影响下半身的循环代谢，造成腹胀、啤酒肚、下肢水肿，身材随之慢慢走形。

让人变臭

由于毒素在体内堆积过多，不能通过大便排出时，总要通过其他渠道去释放。因此，体臭、口臭、放屁多且臭是最常见的表现。

让人多病

肠毒过多会使人体免疫力下降，经常处于亚健康状态，不仅容易染上伤风感冒、过敏性疾病、传染病等，而且还容易患上高血压、糖尿病、高脂血症、肿瘤（尤其是大肠癌、乳腺癌高发）、胆结石等慢性疾病。

让人烦躁

肠毒在体内的积累会影响人的情绪，使人心神不宁、烦躁易怒、失眠多梦、疲倦乏力、食欲下降、思维迟缓、性欲减退、神经衰弱。

分清便秘类型

便秘可能发生在任何人身上，从婴幼儿到老年人，从强壮的男性到虚弱的产妇，都有便秘的可能。有人是暂时性便秘，也有人是习惯性便秘，同样是大便不通、排便困难，却可能是完全不同的原因引起的。因此，分清便秘的类型非常重要，切勿滥用泻下药（如番泻叶、芦荟、大黄、巴豆等），尤其是对于虚证者，滥用泻药只会导致虚上加虚，纵然一时见效，日后必然便秘日重。

从中医角度看，一般将便秘分为实证和虚证两大类。

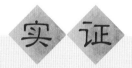

热结便秘

症状：大便干结，小便短赤，面红身热，不喜热而喜冷，腹胀腹痛，口干口臭，口燥唇焦，口舌生疮。

原因：肠胃积热，大肠热结，熏蒸于上，使上部出现实热证，下则伤津肠燥，大便干硬。多见于体质强壮、暴饮暴食者。

治法：清热润肠。

气滞便秘

症状：大便秘结，欲便不得，嗳气频作，胸胁痞满，脘腹胀气、胀痛，进食减少。

原因：情志失和，肝脾之气郁结阻滞，气机升降失调，导致传导失常而大便秘结。多见于七情郁结、情绪不佳者。

治法：理气导滞。

虚 证

气虚便秘　**症状**：虽有便意，临厕努挣难下，挣则汗出短气，便后疲乏且有未尽感，大便并不干硬，肛门下坠，小腹胀满或会阴堵胀，面色青白，精神倦怠，言语无力。

原因：气虚则大肠传送无力，升举失常甚至气虚下陷，导致无力排便。多见于高年体衰者。

治法：健脾益气，润肠通便。

血虚便秘　**症状**：大便秘结，面色无华，唇甲色淡，唇舌干燥，头晕目眩，心悸不宁。

原因：阴血不足，津液干枯，不能濡润大肠，导致大便秘结。常见于年老体弱、精血不足者或产后血虚津少的产妇。

治法：养血润肠。

阳虚便秘　**症状**：大便艰涩，排出困难，小便清长，口唇色淡，面色㿠白，四肢不温，喜热怕冷，腹中冷痛或腰背酸冷，舌胖苔白。

原因：脾肾阳虚，阴寒内盛，寒凝气滞，温运无力，故大便艰涩难解。

治法：温阳散寒且忌燥热。

阴虚便秘　**症状**：大便干涩，坚硬难出，食纳不少而运化不强，兼有潮热盗汗、五心烦热、眩晕耳鸣、舌红少津等。

原因：脾虚津少，或肾阴亏虚，导致肠液干枯，大便坚硬难解。

治法：滋阴润燥。

肠毒还可致腹泻

肠道中如果存在细菌感染（如沙门菌、大肠杆菌、肉毒杆菌、金黄色葡萄球菌等）或病毒感染（如传染性的轮状病毒等），就容易导致腹泻、痢疾等，表现为粪便呈泥水样，甚至夹带黏液或脓血，并常伴有排便次数多、里急后重、食少、恶心、呕吐、腹胀、腹痛、脱水、发热等症状。

不同细菌所致的腹泻表现不同，轻重不一。急性腹泻一般不超过2周，慢性腹泻通常会持续数周或数月。

对于感染性腹泻来说，排便是一种人体自我保护机制，通过腹泻可以将细菌、病毒及其产生的毒素排出体外，减少对人体的损害。此时，不要盲目追求迅速止泻，否则，反而会加重感染及中毒症状。

一般在出现水样便次数较多但无发热症状时，可以酌情使用些涩肠止泻的药物调理，一旦出现腹泻严重、次数明显增多并伴有脓血便、腹痛、发热等情况时，应停止自我诊断，赶紧去医院治疗。

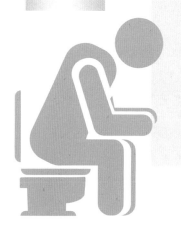

由于慢性腹泻的原因相当复杂，不一定是肠毒、细菌感染引起的，很可能是其他疑难、重大疾病（如糖尿病、甲亢、肝癌、大肠癌、冠心病等）的早期表现，所以，遇到长期慢性腹泻或大便异常的情况，建议去医院就诊检查，莫留隐患。

怎样排毒效果好

巧选中药材

泄热通便药

用于热结便秘，大黄、芒硝等泻下药不适用于药膳，番泻叶可少量泡饮，芦荟则在日常饮食中比较常用。

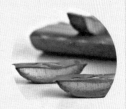

润肠通便药

用于肠燥便秘，多用决明子、火麻仁、郁李仁、桃仁、瓜蒌、杏仁、柏子仁、当归等药材。生何首乌因有一定毒性，不建议在药膳中选用。

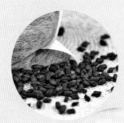

补肾通便药

用于老年阳虚便秘，多用肉苁蓉、核桃仁、桑椹、黑芝麻等。

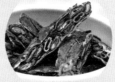

养阴通便药

用于津亏血虚便秘，多用当归、生地黄、麦冬、天冬、玄参等。

解毒净肠药

用于急慢性腹泻、肠炎、痢疾、大便出血等肠道热毒证，多用马齿苋、黑木耳、山楂、乌梅等。

清肠饮食法

高膳食纤维食物清肠效果好

　　膳食纤维在肠道中可增加粪便体积，清除吸附在肠壁、褶皱中的毒物，促进肠道蠕动，是肠道的清道夫。

　　高膳食纤维食物有：韭菜、白萝卜、胡萝卜、牛蒡、黄瓜、南瓜、芹菜、菠菜、洋葱、花椰菜、芥蓝、海带、紫菜、黑木耳、银耳、香菇、红薯、马铃薯、绿豆、红豆、糙米、燕麦、玉米、香蕉、苹果等。

多汁水果生津润肠燥

　　大便热结、津干肠燥的人应多吃多汁水果，如梨、西瓜、哈密瓜、桑椹等，但这些水果比较寒凉，体虚便秘者慎用。

多脂种仁润肠燥

　　植物的种仁一般富含油脂，且所含油脂以不饱和脂肪酸为主，对人体健康有益。因此，津枯血虚的虚证便秘者、老年习惯性便秘者适合吃些种仁类食物来通便，如松子仁、核桃仁、花生仁、腰果、大杏仁、瓜子仁、芝麻仁等，每天不妨吃上一小把。但肥胖者不宜多吃。

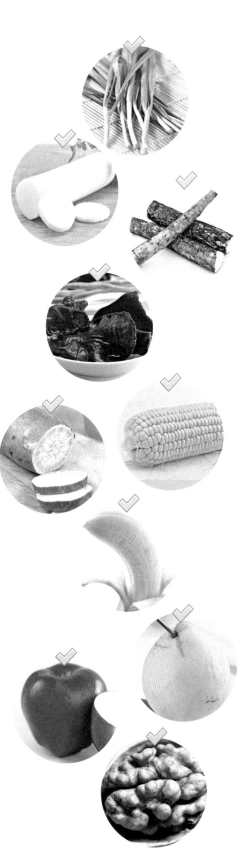

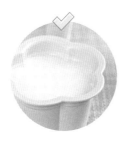
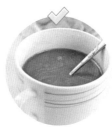
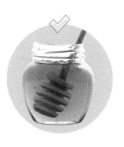

保证补充水分

每天保证饮水量在3000毫升以上，最好是白开水、淡盐水、淡茶水（浓茶有收涩作用，便秘者不宜）或蜂蜜水，三餐多饮汤，以软化粪便，减轻大便干硬、燥结的状况。晨起后喝一杯水有利于排便。

适当喝咖啡，通便效果好

咖啡可促进肠道蠕动，尤其是早餐喝一杯热咖啡，对通肠排便有明显的作用。咖啡以每天不超过3杯为宜。

酸奶中的益生菌改善肠道菌群

酸奶含有大量的乳酸菌、双歧杆菌、干酪乳杆菌等益生菌，对调节肠道菌群平衡、促进肠道健康、缓解便秘非常有效，各类肠道疾病者均宜常食、多食。

蜂蜜排毒又养颜

蜂蜜是润肠燥的佳品，也是排毒养颜的天然良药，且特别容易搭配各类食物，抹在面包上、泡水饮用、调入粥里、制作蜜膏都适合，久服安全无忧，各类便秘者均宜多食、常食。

山药、栗子、莲子、柿子、大枣、糯米等食物具有收涩性或黏滞性，会加重便秘，便秘严重者不宜多吃，但腹泻者食用可起到止泻作用。

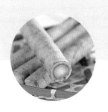

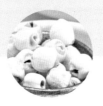

生活习惯要改善

早晨5~7点，人体大肠经最为活跃，最宜排便。

养成定时排便的习惯

从人体代谢时间规律上看，每天晨起至吃完早餐之后的这段时间最宜排便，最好养成在此时排便的习惯。不管有没有便意，或者能不能排出，都去厕所蹲一会儿，长期坚持，便可形成定时排便的良好习惯。

有便意要马上去厕所，不要老忍住不去。此外，在排便时要集中注意力，不要看书报、看手机而分神，以免形成久坐不排的坏习惯。

坚持适度的运动锻炼

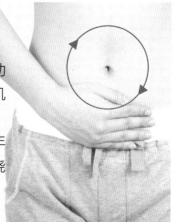

持之以恒地运动锻炼，增加日常活动量，也是改善便秘的关键，尤其要增强腹肌的锻炼，以促进肠道蠕动，加速排出粪便，防止肠道老化。不适合进行剧烈运动的老年人、婴幼儿可以多做腹部按摩，用手掌围绕肚脐顺时针轻轻推按，可促进肠道蠕动。

减轻精神压力，保持好心情

心宽的人肠也宽，长期精神压力过大或处于紧张不安的状态，易发生肠应激综合征，导致便秘或腹泻反复出现。而心情抑郁会造成气机不畅，易发生吃不下、排不出的运化停滞状况。所以，放松身心、调节心情也是保持肠道健康的重要因素。

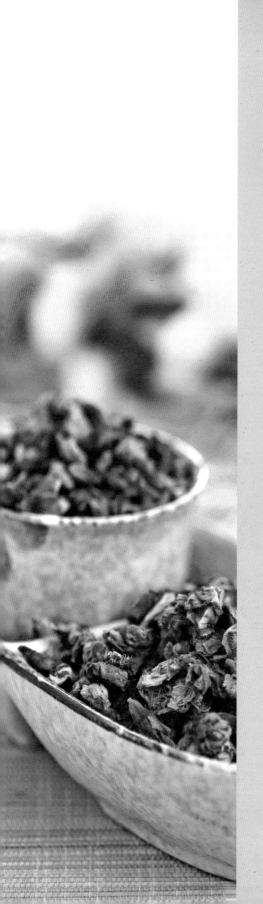

泄热通便药

泄热通便药

芦荟

别名 草芦荟、卢会、讷会、象胆、奴会。

性味 味苦，性寒。

归经 归肝、胃、大肠经。

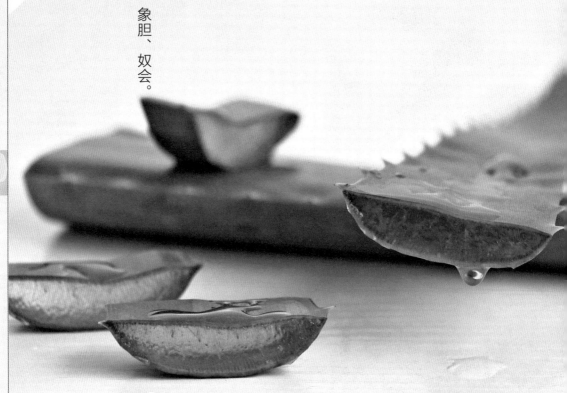

专家箴言

芦荟是一味苦寒的缓泻药，有泻下通便、清肝火、除烦热、杀肠道寄生虫的功效，常用于热结便秘、烦躁失眠、热毒痈肿、小儿虫积腹痛、疳积等，是防治多种肠胃疾病的良药。

古籍说法

《本草汇言》："卢会，凉肝杀虫之药也。凡属肝脏为病，有热者，用之必无疑也。但味极苦，气极寒，诸苦寒药无出其右者。其功力主消不主补，因内热气强者可用，如内虚泄泻食少者禁之。"

药材选料

本品为百合科植物库拉索芦荟及好望角芦荟的液质经浓缩的干燥物。其中，库拉索芦荟（俗称美国芦荟）、斑纹芦荟（又名中国芦荟）是最常食用的芦荟品种，它含有丰富的凝胶，鲜叶除去外表绿色硬皮，取白色带黏液的叶肉即可直接食用。

库拉索芦荟
（美国芦荟）

斑纹芦荟
（中国芦荟）

常用搭配

芦荟一般单用，也常搭配牛奶、酸奶、蜂蜜、海带、西瓜等，清热泻火、净化肠道、泻下通便的效果更好。

用法用量

可泡茶、打汁饮用，也可做凉菜或汤羹。其对肠胃的刺激性较强，每天食用鲜品不宜超过30克，干品入丸、散服用为1~2克。芦荟不宜多服、久服，否则易导致上吐下泻及腹痛。

人群宜忌

适宜人群	不宜人群
✓ 热结便秘，兼有心肝火旺、烦躁失眠、易怒、头晕头痛、小便短赤者 ✓ 风火热毒所致痤疮、疖肿、癣疹以及口疮、牙肿、目赤、咽痛等各类红肿热痛者 ✓ 小儿疳积证所致的虫积腹痛、面色萎黄、形瘦体弱者	✗ 脾胃虚寒、腹泻、便溏、食少者禁用 ✗ 孕妇忌服

芦荟汁

本草一味清肠毒

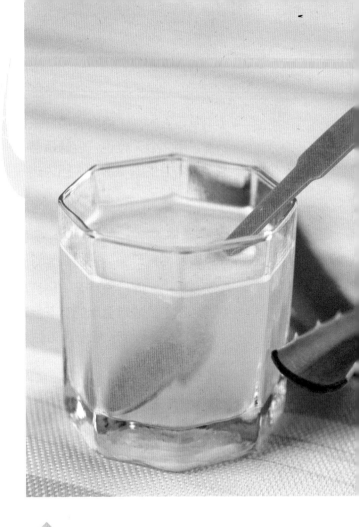

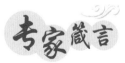
专家箴言

　　芦荟汁苦寒降泻，可泻下通便、清肝火、除烦热、杀虫，是防治热性便秘的良药。

宜忌

 热结便秘，兼有心肝火旺、烦躁失眠者尤宜。

 小儿疳积者宜饮。

 春、夏季饮用更佳。

✖ 脾虚腹泻者及孕妇忌用。

材料

芦荟50克。

调料

白糖适量。

做法

芦荟去皮取肉，放入打汁机中，加入适量水，搅打成汁，加白糖饮用。

用法

每日1次，晨饮通便效果最佳。

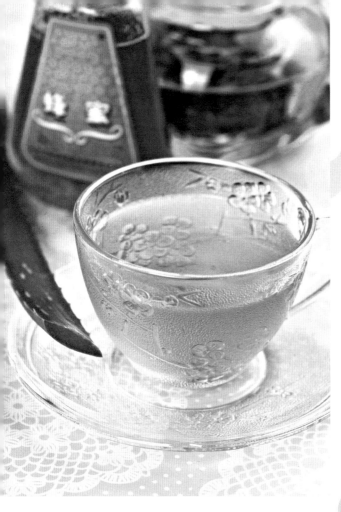

芦荟蜜茶

专家箴言

此茶可清肠通便、润燥除烦、排毒养颜，是名副其实的美容瘦身茶。

◆ **材料**

芦荟50克，绿茶3克。

◆ **调料**

蜂蜜15克。

◆ **做法**

将芦荟去皮取肉，切成条，与绿茶一起放入茶壶，冲入沸水，浸泡15分钟，倒入杯中，待温凉后调入蜂蜜饮用。

◆ **用法**

可多次冲泡，代茶频饮。

宜忌

☑ 热结便秘、火旺烦躁、食积腹胀、肥胖者宜饮。

☑ 体质燥热、有疮疖、疹癣、溃疡、黑斑者宜常饮。

☑ 春、夏季饮用更佳。

✖ 虚寒腹泻、便溏者不宜。

芦荟西瓜饮

材料

芦荟50克，西瓜200克。

做法

将芦荟去皮取肉，西瓜去皮、籽，西瓜瓤切块，与芦荟肉一起搅打成汁即成。

用法

每日早晨饮用，通便效果最好。

专家箴言

此饮能清热解毒、促进排便、通利小便，并有美容养颜的作用。

宜忌

- ✓ 热结便秘、心肝火旺、目赤红肿、湿热尿黄而少、津少咽干者最宜。
- ✓ 皮肤油腻、痤疮红肿、有痘印、晒伤者可外用于患处。
- ✓ 夏季饮用更佳。
- ✗ 虚寒腹泻、便溏者不宜。

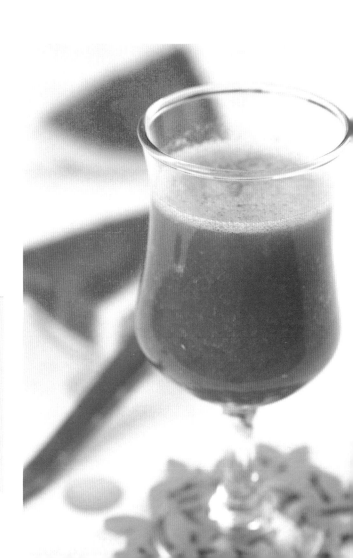

芦荟酸奶

◆ **材料**

芦荟50克，酸奶150毫升。

◆ **做法**

将芦荟去皮，取肉，切条，放入榨汁机中，倒入酸奶和适量水，搅打成汁状即可饮用。

◆ **用法**

每日早晨饮用最佳。酸奶凉饮才能发挥肠道益生菌的效果，对清肠毒更为有益，所以，此饮切勿加热饮用。

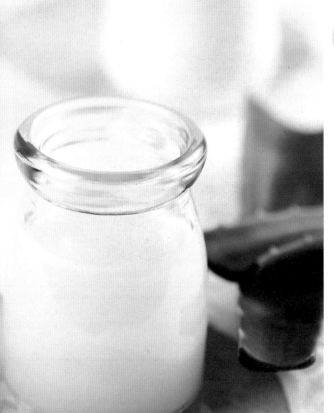

专家箴言

酸奶可调节肠道益生菌，清肠排毒，搭配芦荟，可缓泻通便、退热除烦、美白瘦身。

宜忌

✓ 热结便秘、腹胀、食积、内热烦渴者宜饮用。

✓ 肌肤粗糙、痤疮、癣疹及多斑者宜常饮或外用。

✓ 夏季饮用更佳。

✗ 虚寒腹泻、便溏者不宜。

芦荟拌海带

专家箴言

此菜可清热解毒，缓泻通便，清肠毒作用显著，并有一定的养颜、瘦身、消除疮疖痈肿的功效。

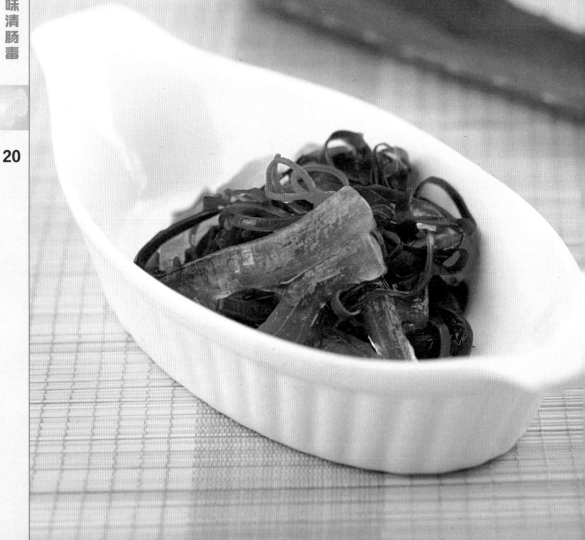

材料

芦荟100克，鲜海带100克，甜椒丝适量。

调料

香油、白醋、白糖各10克，盐、鸡精各适量。

做法

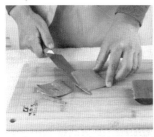 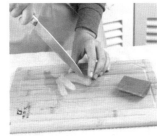 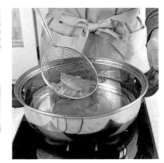

1 切取一段芦荟（约6厘米长）。将芦荟段洗净，先切去两侧硬边，再片去一侧外皮，切取芦荟肉。

2 将整块的芦荟肉切成粗条。

3 芦荟肉焯水后盛入盘中。鲜海带焯水，盛盘，加入各种调料，再搅拌均匀，撒上甜椒丝即可。

21

用法

随餐作凉拌菜食用。

宜忌

✓ 适合大便秘结、风火牙痛、口疮、目赤、咽痛者。

✓ 湿热内蕴所致毒火疖肿、痤疮、风疹、湿疹、痱子、顽癣等肌肤问题者，有毛孔粗大、油腻不洁、肌肤过敏、晒伤者也宜食用。

✓ 最宜夏季食用。

✗ 虚寒腹泻、便溏者及孕妇不宜。

芦荟山楂酱

汤羹

材料

芦荟300克，干山楂100克（或鲜山楂200克），柠檬半个。

调料

白糖100克。

做法

1 山楂入锅，加水煮软，与去皮、切段的芦荟一起放入打汁机打成浆。

2 将山楂芦荟浆倒入锅中，煮沸后加入白糖，挤入柠檬汁，小火慢熬，边煮边用勺子搅拌，煮至浓稠状即成，趁热装瓶，密封保存。

用法

在早餐时搭配粥、面包等适量食用。

专家箴言

山楂可消食积，助消化，芦荟能泻下通便，合用可改善食滞、腹胀、便秘等问题。

宜忌

✓ 适合胃肠积滞、饮食难消、腹胀、大便秘结难解者食用。

✓ 四季皆宜食用。

✗ 虚寒腹泻、便溏者不宜。

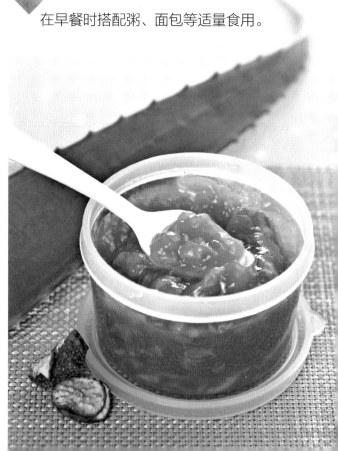

材料

芦荟肉、海带丝各50克，绿豆25克。

调料

白糖适量。

做法

煮锅中放入绿豆，加适量水煮30分钟，放入海带丝、芦荟肉，续煮10分钟，加入白糖调味即可。

用法

随餐食用。

汤羹

芦荟海带绿豆汤

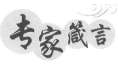

专家箴言

海带、绿豆清热解毒，搭配缓泻通肠的芦荟，促进代谢的效果显著。

宜忌

✓ 适合热结便秘、暑热烦渴、湿疹疮毒、上火发炎者。

✓ 夏季食用更佳。

✗ 虚寒腹泻、便溏者及孕妇不宜。

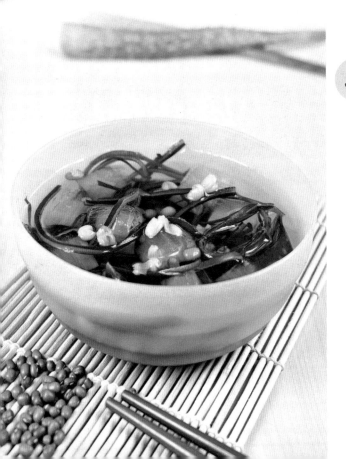

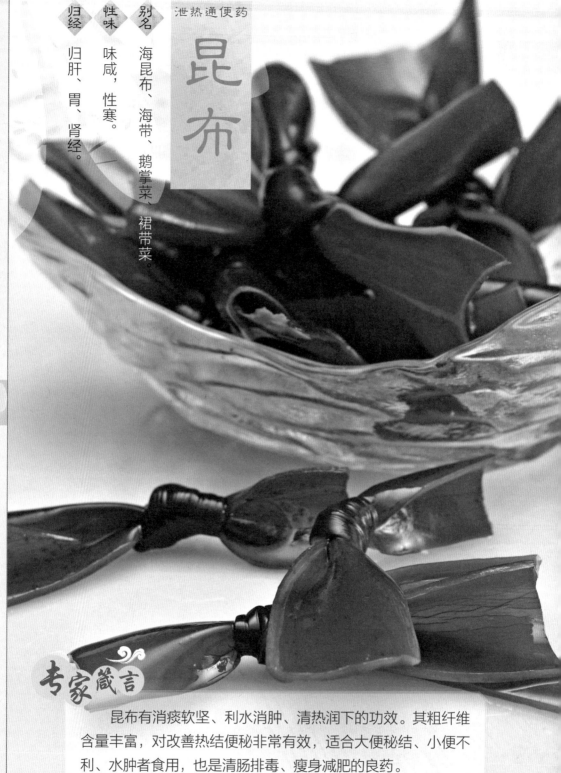

泄热通便药

昆布

别名　海昆布、海带、鹅掌菜、裙带菜。

性味　味咸，性寒。

归经　归肝、胃、肾经。

专家箴言

昆布有消痰软坚、利水消肿、清热润下的功效。其粗纤维含量丰富，对改善热结便秘非常有效，适合大便秘结、小便不利、水肿者食用，也是清肠排毒、瘦身减肥的良药。

古籍说法

《本草经疏》："昆布咸能软坚，其性润下，寒能除热散结，故主十二种水肿，瘿瘤聚结气，瘘疮。东垣云：瘿坚如石者，非此不除。正咸能软坚之功也。详其气味、性能、治疗，与海藻大略相同。"

药材选料

本品为海带科植物海带或翅藻科植物昆布的叶状体。主产于沿海地区，除去杂质，漂净，切宽丝，晒干后食用，鲜品、干品均宜，以整齐、质厚、无杂质者为佳。

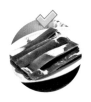
鲜昆布（海带）
可直接生食

干昆布须用水
泡发

常用搭配

昆布可单用，也常与海藻、绿豆、冬瓜、薏苡仁等一起食用，可增强通利大小便、清热排毒的作用。

用法用量

干品煎服用量在6～12克，鲜品无太多限制。

人群宜忌

适宜人群	不宜人群
✓ 热结便秘、小便不利、水肿、脚气者	
✓ 甲状腺肿大及各类肿瘤、结节、肿痛患者，免疫力低下者宜食	✗ 脾胃虚寒蕴湿者忌服
✓ 肥胖及高血压、高脂血症、动脉硬化、糖尿病患者	

茶饮

海带油菜饮

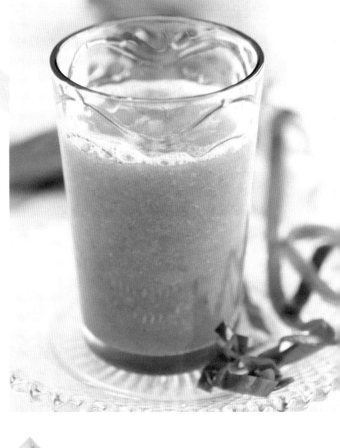

专家箴言

海带与油菜都是粗纤维丰富的绿色食物，常饮可清热通肠，消肿解毒。

宜忌

✓ 热结便秘、老年人习惯性便秘者均宜。

✓ 丹毒痈肿、痤疮疖肿者以及肥胖、高脂血症者宜饮。

✓ 春、夏季饮用更佳。

✗ 脾虚虚寒腹泻者忌用。

材料

油菜100克，鲜海带50克。

做法

油菜择洗干净，切碎；海带煮熟，切碎。二者都放入榨汁机，加适量水，搅打成汁即可。

用法

每日1次，晨饮最佳。

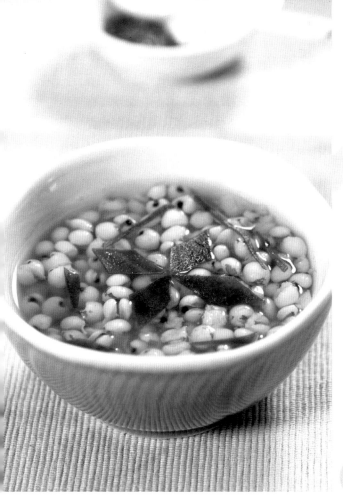

薏苡仁海带粥

专家箴言

　　海带宽肠通便，薏苡仁解毒利湿，此粥可通利大小便、排毒瘦身。

材料

水发海带、薏苡仁各50克。

调料

白糖适量。

做法

将薏苡仁与切成片的海带放入锅中，加适量水，小火煮40分钟，至汤浓时放入白糖拌匀即可。

用法

每日作早餐主食最佳。

宜忌

✓ 热结火旺毒盛所致的便秘、小便色黄、尿少、烦躁、痘疮脓肿者宜常食。

✓ 适合高血压、高脂血症、肥胖、水肿者食用。

✓ 春、夏季食用最佳。

✗ 虚寒腹泻、便溏者不宜，孕妇慎服。

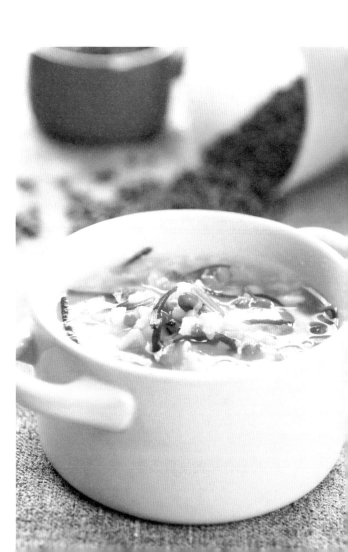

主食 海带绿豆粥

材料

海带丝、绿豆各30克，粳米100克。

做法

煮锅中放入绿豆，加适量水，用小火煮30分钟，至豆开裂时放入粳米、海带丝，续煮至粥稠即成。

用法

每日早晨、中午作主食最佳。

专家藏言

此粥有清热解毒、宽肠通便、除湿利尿、祛火除烦、排毒瘦身的功效。

宜忌

- ☑ 热毒壅盛所致的热结便秘、暑热烦渴、痈肿疮疖、目赤咽肿者最宜。
- ☑ 便秘兼有高血压、高脂血症、糖尿病、肥胖者宜常食。
- ☑ 夏季食用更佳。

- ✖ 虚寒腹泻、便溏者不宜。

菜肴
芝麻拌海带

◆ 材料

鲜海带丝200克，熟芝麻15克。

◆ 调料

生抽、米醋各15克，香油、盐各适量。

◆ 做法

将海带丝焯熟后码入盘中，放入各调料和熟芝麻，拌匀即可。

◆ 用法

随餐作凉菜食用。

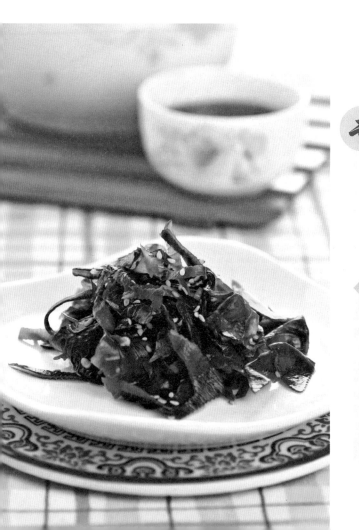

 专家箴言

此菜有很好的清肠排毒、促进排便、退热除烦、降压降脂的作用。

◆ 宜忌

✓ 适合大便不通、干涩难解者以及习惯性便秘者。
✓ 三高、肥胖、毒火疮疖多生者宜食用。
✓ 春、夏季食用更佳。

✗ 虚寒腹泻、便溏者不宜。

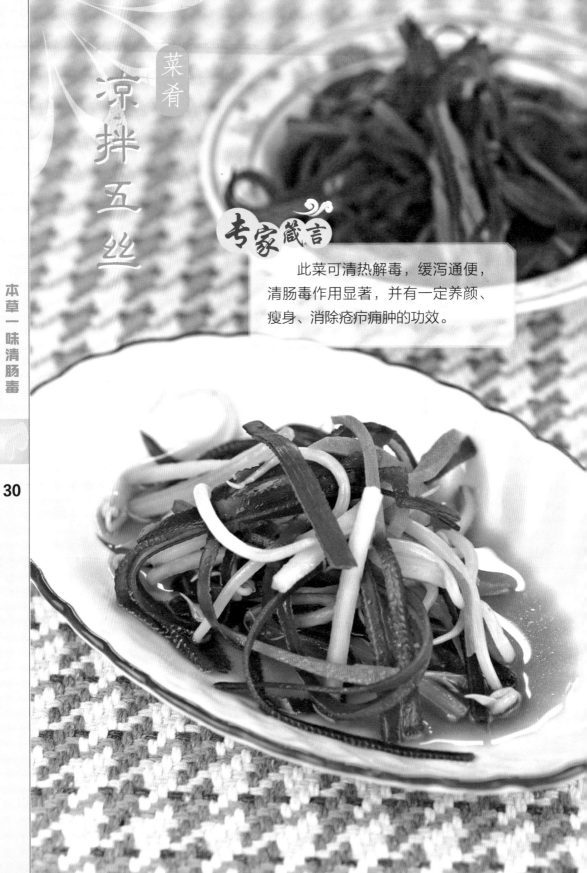

菜肴

凉拌五丝

专家箴言

此菜可清热解毒，缓泻通便，清肠毒作用显著，并有一定养颜、瘦身、消除疮疖痈肿的功效。

材料

海带丝、胡萝卜丝、牛蒡丝、
豆芽菜、芹菜丝各100克。

调料

豉汁、米醋各15克，白糖、
盐、鸡精、香油各适量。

做法

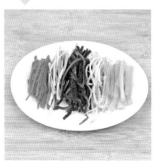 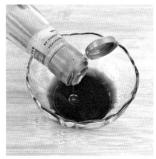 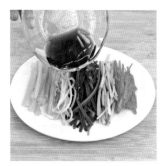

1 胡萝卜、牛蒡去皮，切成丝；芹菜择洗净，切丝；豆芽、海带丝洗净，都焯水后码入盘中。

2 将所有调料放入碗中，调配成凉拌汁。

3 把凉拌汁浇入菜中，拌匀即可。

用法

随餐食用。

宜忌

✓ 实热便秘、食积腹胀者最宜，饮食肥甘油腻者宜常食。

✓ 适合风火目赤、口舌生疮、咽喉肿痛、痤疮疔肿、烦躁
不安等实热上火者食用。

✓ 肥胖、水肿以及高血压、高脂血症、糖尿病患者均宜。

✓ 四季皆宜食用。

✗ 虚寒腹泻、便溏者及孕妇不宜。

菜肴

海带烧豆腐

材料

海带100克，豆腐300克，葱花少许。

调料

红烧汁10克，白糖、盐、鸡精各适量。

做法

1 将豆腐切块，海带切成菱形片。

2 锅中倒油烧热，下葱花炒香，放入豆腐、海带和适量水，加红烧汁、白糖，小火炖15分钟，放盐，大火收汁即可。

用法

随餐食用。

专家箴言

此汤清热解毒，宽肠通便，且是美容养颜的佳品，女性常食尤其有益。

宜忌

✔ 适合大便秘结、皮肤粗糙及"三高"患者，青春期及更年期女性尤宜，对预防妇科疾病有益。

✔ 四季皆宜食用。

✘ 虚寒腹泻者及孕妇不宜。

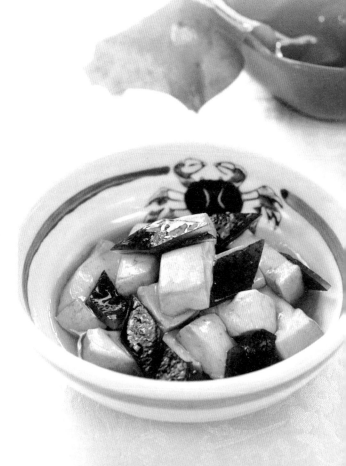

海带冬瓜木耳汤

材料

海带、冬瓜各100克，水发木耳50克。

调料

酱油、盐、胡椒粉各适量，葱花少许。

做法

1 将冬瓜去皮、瓤后切片；海带切丝。
2 锅中倒油烧热，下葱花炒香，放入冬瓜片、海带丝、木耳和适量水，加酱油，小火炖10分钟，放盐、胡椒粉调味即可。

用法

随餐食用。

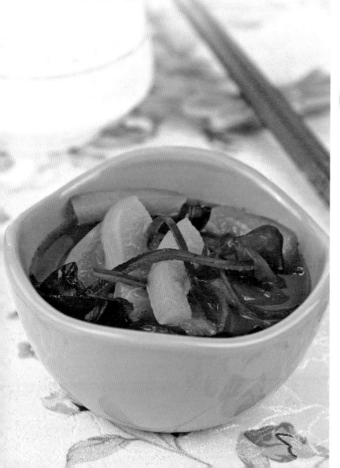

专家箴言

此汤通利大小便，促进代谢，降压降脂效果好。

宜忌

✔ 热结便秘、腹胀、水肿、小便少而黄、烦热口渴、"三高"者及皮肤油腻、多疮疖、多色斑者最宜。

✔ 春、夏季饮用更佳。

✘ 虚寒腹泻、便溏者不宜。

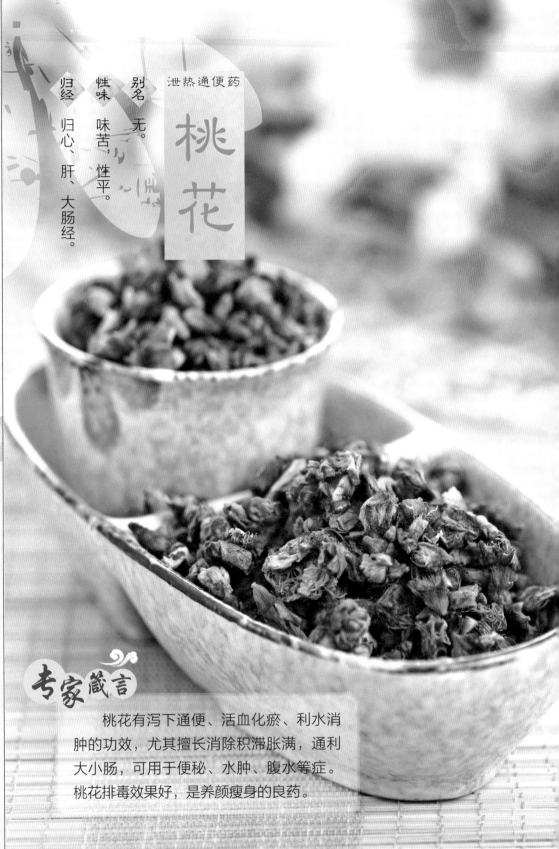

泄热通便药

桃花

别名　无。

性味　味苦，性平。

归经　归心、肝、大肠经。

专家箴言

桃花有泻下通便、活血化瘀、利水消肿的功效，尤其擅长消除积滞胀满，通利大小肠，可用于便秘、水肿、腹水等症。桃花排毒效果好，是养颜瘦身的良药。

古籍说法

《名医别录》："主除水气，破石淋，利大小便，下三虫，悦泽人面。"

《本草纲目》："桃花性走泄下降，利大肠甚快，用以治气实人病水饮肿满积滞、大小便闭塞者，则有功无害。若久服，即耗人阴血，损元气。"

药材选料

本品为蔷薇科植物桃或山桃的将开干燥花蕾。春季开花时采摘，晒干而成。干桃花或桃花粉均可选择。

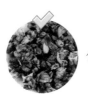 优质桃花　　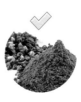 桃花粉

常用搭配

桃花单用时，泻下的功效就十分明显，所以一般单用即可。如有气滞血瘀时，也常与玫瑰花、茉莉花等其他花草同用。

用法用量

可泡茶，浸酒，煮粥或入丸、散，也常研末口服。煎服用量在3~6克，研末后用量为1.5克。

人群宜忌

适宜人群	不宜人群
大便难解、干便塞肠、胀痛不通者	桃花泻下作用很强，腹泻、便溏者不宜
小便不利、痰饮、水肿胀满、脚气患者	桃花久服耗气伤阴，体虚者不宜
气血瘀滞所致面色晦暗、色斑、疮疹多发者，血瘀腹痛及经闭者	桃花为活血品，孕妇忌服，女性经期及经量过多时也不宜

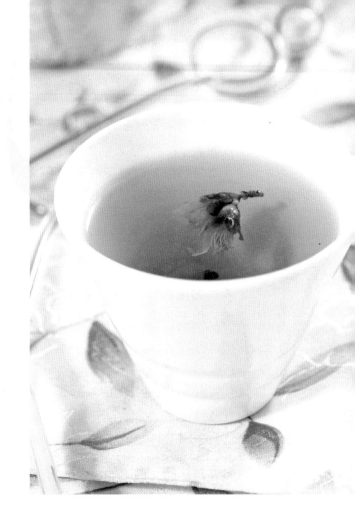

桃花饮

专家箴言

桃花有"美容颜，细腰身"的功效，常饮可令人大小便通畅、面色红润、轻身窈窕。

宜忌

✓ 适合大便秘结、腹胀、水肿、血瘀面色晦暗、色斑多者饮用。

✓ 春季饮用更佳。

✗ 体虚、腹泻、便溏者不宜。

✗ 女性经期血量多时不宜，孕妇忌用。

材料

桃花5克。

调料

冰糖适量。

做法

将桃花放入砂锅中，加适量水，煎煮取汁，调入冰糖即可饮用。（冲泡亦可）

用法

可多次煎煮或冲泡，代茶频饮。

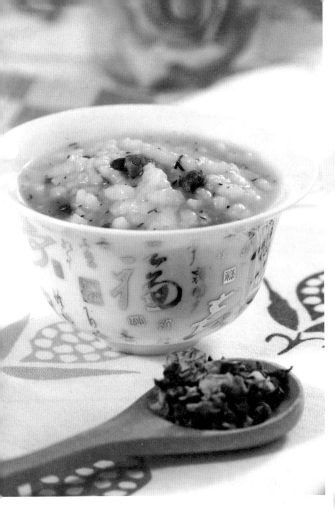

桃花粥

材料

干桃花5克，粳米100克。

调料

白糖适量。

做法

将粳米淘洗干净后倒入锅中，加适量水烧开，改小火煮20分钟，放入干桃花继续煮10分钟，调入白糖拌匀即可。

用法

每日早晚分2次温热食用。

专家箴言

此粥可活血祛瘀、润色消斑、排毒养颜，令人肠净如水，人美如花。

宜忌

✓ 适合大便秘结不通、气血瘀滞、面色暗沉、色斑及痤疮多生者食用。

✓ 春季食用更佳。

✗ 体虚、腹泻、便溏者不宜。

✗ 女性经期血量多时不宜，孕妇忌用。

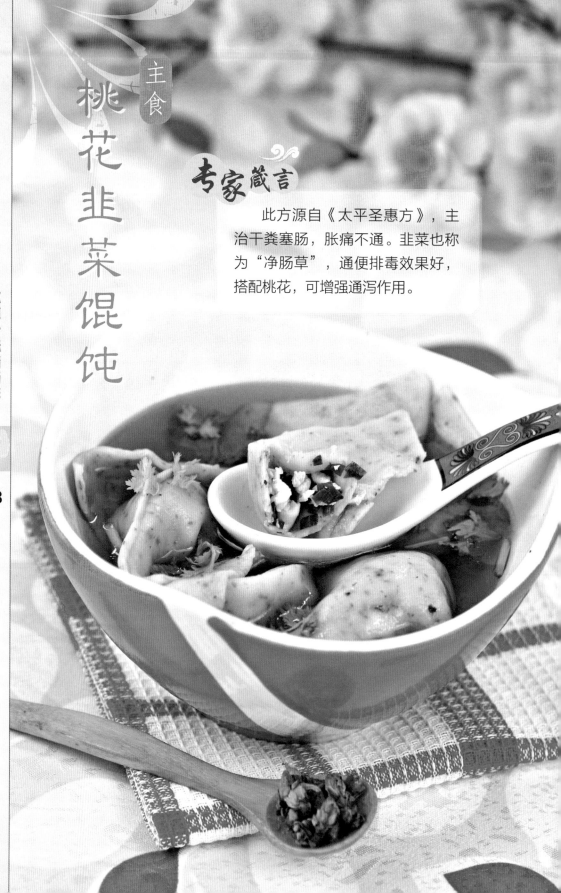

桃花韭菜馄饨

本草一味清肠毒

38

专家箴言

此方源自《太平圣惠方》，主治干粪塞肠，胀痛不通。韭菜也称为"净肠草"，通便排毒效果好，搭配桃花，可增强通泻作用。

◇ **材料**

桃花10克，面粉、韭菜各200克，鸡蛋100克。

◇ **调料**

生抽、香油、盐各适量，香菜末少许。

◇ **做法**

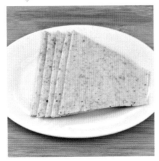 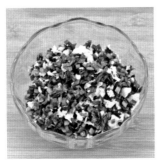 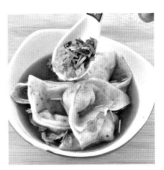

1 将桃花研成粉，与面粉一起放入面盆中，加水和匀，制成馄饨皮。

2 韭菜择洗净，切碎；鸡蛋炒熟后也切碎，都放入大碗中，加盐和香油拌均匀，制成馄饨馅。

3 把馄饨馅用馄饨皮包好，制成馄饨生坯，下入开水锅中煮成馄饨，放入汤碗，加生抽、香菜末，淋香油即成。

◇ **用法**

每日早上空腹食用。

◇ **宜忌**

✓ 大便多日不排、干结难解、呈粪球状，腹胀疼痛，饮食不下者宜食用。

✓ 适合肥胖（尤其是腹部肥胖）、下肢水肿、血脂偏高者食用，面部色斑、痤疮较多者也可常食。

✓ 春、夏季食用更佳。

✗ 气血虚弱、腹泻、便溏者不宜。

✗ 女性经期血量多时不宜，孕妇忌用。

泄热通便药

蒲公英

别名 黄花地丁、奶汁草、黄花三七、婆婆丁。

性味 味苦、甘，性寒。

归经 归肝、胃经。

专家箴言

蒲公英有清热解毒、消肿散结、利湿通淋的功效，是治疗各类热毒疮痛、肿痛的良药，因其有一定的缓泻作用，所以，也常用于热性便秘、肠痈腹痛等症。

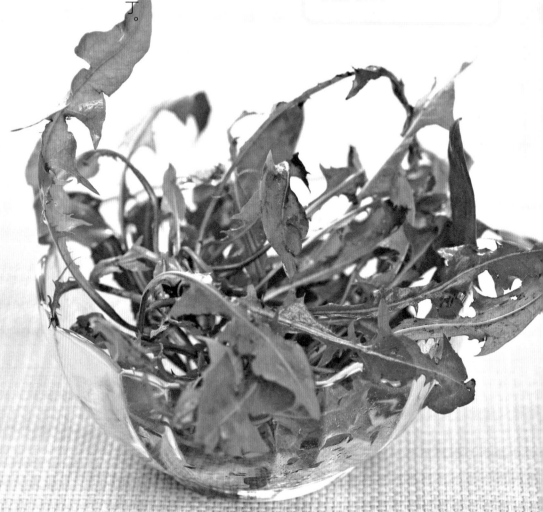

古籍说法

《本草备要》："化热毒，解食毒，消肿核。专治乳痈疔毒，亦为通淋妙品。"

《本草正义》："蒲公英，其性清凉，治一切疔疮、痈疡、红肿热毒诸证。"

药材选料

本品为菊科植物蒲公英、碱地蒲公英或同属数种植物的干燥全草。以叶多、色灰绿、根完整、无杂质者为佳。鲜用或干用均宜，鲜品宜捣汁或生食，干品宜泡饮或煎服。

 鲜蒲公英　　 干蒲公英

常用搭配

蒲公英可单用，也可与白萝卜、桃仁、决明子、野菊花、金银花、瓜蒌等同用，可增强排毒净肠的效果。

用法用量

可泡饮、煎汤汁或煮粥。煎服用量在10～15克，鲜品用量可加倍，用量大时有轻度的缓泻作用。

人群宜忌

适宜人群	不宜人群
热性便秘、肠痈腹痛以及肠胃炎患者 热淋涩痛、湿热黄疸、尿路感染者 ✓ 乳痈肿痛、肺痈吐脓、咽喉肿痛、目赤肿痛等各类热毒疮痈者	✗ 阳虚外寒、脾胃虚弱、腹泻、便溏者忌用

蒲公英饮

茶饮

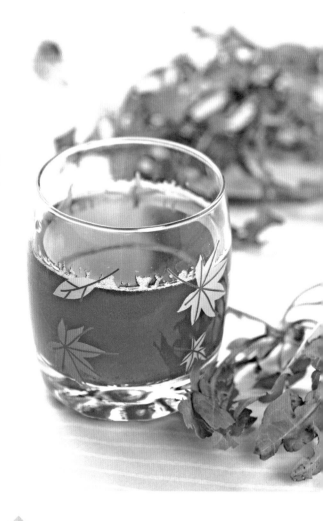

专家箴言

此饮可清热解毒、消肿散结、通利大小便，可用于热毒壅盛所致的肠胃不通及各类痈肿炎症。

宜忌

✓ 适合大便不通、小便短赤、乳房肿痛、目赤红肿、咽喉肿痛、皮肤热毒疮痈者。

✓ 春、夏季饮用尤宜。

✗ 脾胃虚寒、便溏、腹泻者不宜。

材料

蒲公英15克（鲜品30克）。

调料

白糖适量。

做法

将蒲公英洗净，放入锅中，加适量水，小火煎煮15分钟，滤渣取汁，加入白糖即可饮用。

用法

每日1剂，分次饮服。

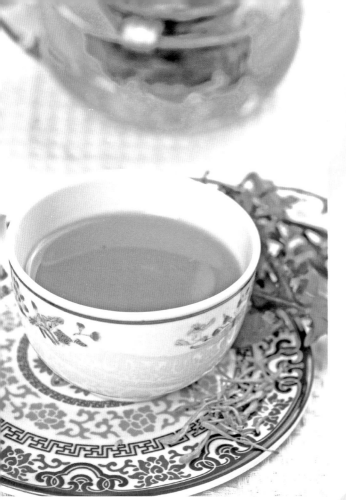

蒲公英银花茶

材料

金银花10克，蒲公英5克。

调料

冰糖适量。

做法

金银花、蒲公英与冰糖一起放入茶壶中，冲入沸水，浸泡15分钟即可。

用法

每日1剂，代茶频饮。

专家箴言

此茶清热解毒，善治各种痈肿、炎症，并可促进排解肝胆肠胃热毒。

宜忌

✓ 适合肝胆肠胃热毒壅盛所致大便秘结、小便不利、目赤咽肿、疮疖脓肿者。

✓ 春、夏季最宜饮用。

✗ 脾胃虚寒、便溏、腹泻者不宜内服。

主食

蒲公英菊花粥

材料

蒲公英、菊花各10克，粳米100克。

调料

冰糖适量。

做法

先将蒲公英、菊花放入砂锅中加适量水，小火煎煮20分钟，滤渣留汤，再倒入淘洗干净的粳米煮至粥稠，最后加入冰糖，略煮即可。

用法

每日早晚分2次食用。

专家箴言

此粥退热排毒，散结消肿，通利大小便，常用于实热、上火发炎诸症。

宜忌

☑ 适合热结便秘、小便短赤者以及咽喉肿痛、目赤红肿、乳腺炎等痈肿疮毒、上火发炎者。

☑ 春、夏季食用最佳。

✖ 脾胃虚寒、便溏、泄泻者不宜。

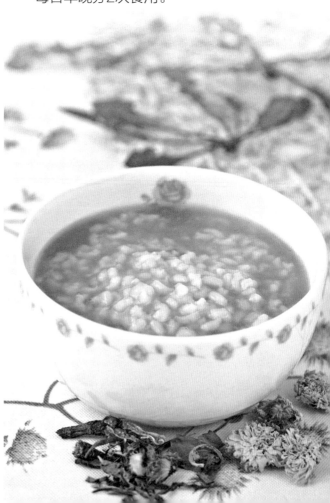

蒲公英萝卜汤

材料

蒲公英15克，白萝卜100克。

调料

盐、鸡精各适量。

做法

白萝卜去皮切片。砂锅中放入蒲公英，加适量水煮20分钟，滤渣留汤，倒入白萝卜片，续煮10分钟，加盐、鸡精调味即可。

用法

每日睡前饮服，吃萝卜，喝汤。

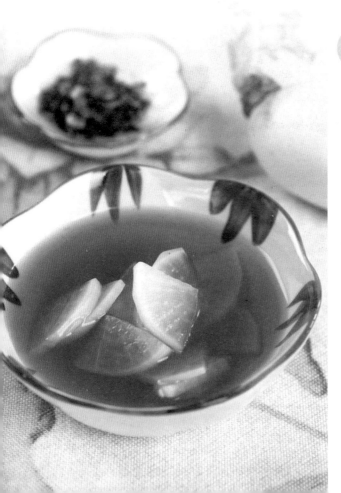

专家箴言

白萝卜可顺气化痰，清热生津，与蒲公英合用，能起到清热解毒、泻火下气、宽肠通便的作用。

宜忌

✓ 适合气胀食滞、热结便秘、目赤肿痛、咽肿热咳、热淋涩痛及"三高"（高血压、高血糖、高血脂）、肥胖者常食。

✓ 春、夏季食用最佳。

✗ 脾胃虚寒、便溏、泄泻者不宜。

泄热通便药

胖大海

别名 大海、大海子、大洞果、大发。

性味 味甘、淡，性微寒。

归经 归肺、大肠经。

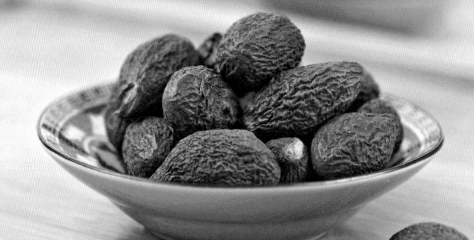

专家箴言

　　胖大海除了有清肺化痰、利咽开音的功效外，还有很好的润肠通便、清热泻下的作用，常用于热结便秘、热性头痛、目赤红肿等症。

古籍说法

《本草纲目拾遗》："治火闭痘，服之立起，并治一切热证劳伤，吐衄下血，消毒去暑，时行赤眼，风火牙疼……干咳无痰，骨蒸内热，三焦火证，诸疮皆效。"

《中医大辞典》："清肺利咽，润肠通便，治骨蒸内热及吐衄、便血，时行赤眼，风火牙痛，热结便秘。"

药材选料

本品为梧桐科植物胖大海的成熟种子。主产于东南亚国家及印度等地。4~6月果实成熟开裂时，采收种子，晒干。以个大、质地坚实、棕色、有细皱纹及光泽者品质为佳。

胖大海为纺锤形，泡水后膨胀速度快，可达原体积的3~5倍

常见伪品：圆粒苹婆。其种子为圆球形，泡水后膨胀速度慢，仅为原体积的2倍

常用搭配

胖大海常单味泡饮，也可配其他清热解毒或泻下药同用，以增强排毒通便的效果。

用法用量

以泡饮为主，每日2~4枚，掰碎后沸水泡服或煎服。

人群宜忌

适宜人群	不宜人群
热结便秘、大便出血、热性头痛、目赤红肿、风火牙痛、高血压、骨蒸内热者 肺热声哑、干咳无痰、咽喉干痛、扁桃体炎患者	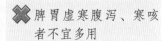 脾胃虚寒腹泻、寒咳者不宜多用

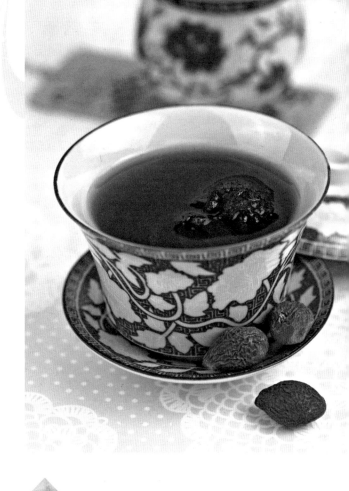

茶饮

胖大海饮

专家箴言

此饮不仅能清肺化痰、利咽开音，也是润肠通便、清热泻下的良方。

宜忌

✓ 适合热结便秘、大便出血、头痛目赤、肺热咳嗽、咽喉肿痛、急性扁桃体炎者。

✓ 四季皆宜饮用。

✗ 脾胃虚寒、寒咳者不宜。

材料

胖大海2枚。

做法

将胖大海放入杯中，冲入沸水，盖闷15分钟后即可饮用。

用法

每日1剂，代茶频饮。

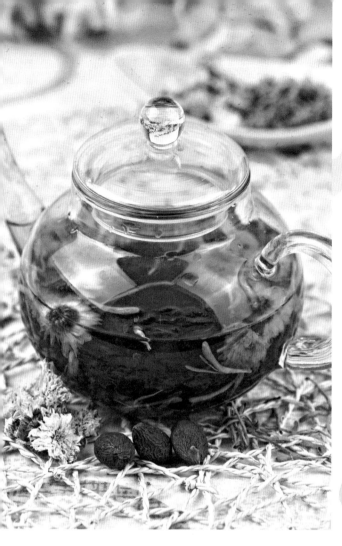

双花大海饮

专家箴言

此饮可疏散风热、清肠排毒、清咽利喉，对缓解热结便秘及多种炎症均有效。

材料

胖大海2枚，菊花、金银花各3克。

做法

将胖大海与菊花、金银花一起放入茶壶中，冲入沸水，盖闷15分钟后即可饮用。

用法

每日1剂，代茶频饮。

宜忌

✓ 适合热毒壅盛、热结便秘、便血、肺热咳嗽、音哑、咽炎、扁桃体炎患者。

✓ 春、夏饮用更佳。

✗ 腹泻、便溏、风寒咳嗽者忌用。

胖大海炖冰糖

汤羹

材料

胖大海20克，冰糖适量。

做法

将胖大海用开水泡发，去皮、核后连同浸泡水一起倒入锅中，加入冰糖，小火煮5分钟，至胶冻状即可。

用法

每日早、晚各食1次。

专家箴言

此羹是治疗因热所致大便出血的简便食疗方。

宜忌

- 适合热结便秘、大便出血、肠毒壅盛者常服。
- 目赤头痛、咽喉肿痛、肺热咳嗽、血压高者宜食。
- 春、夏季食用更佳。

❌ 脾胃虚寒、腹泻、便溏、风寒咳嗽者不宜。

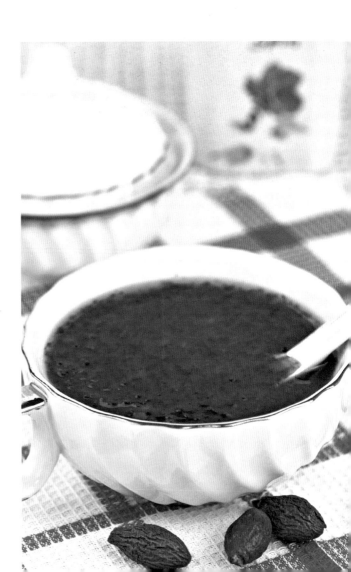

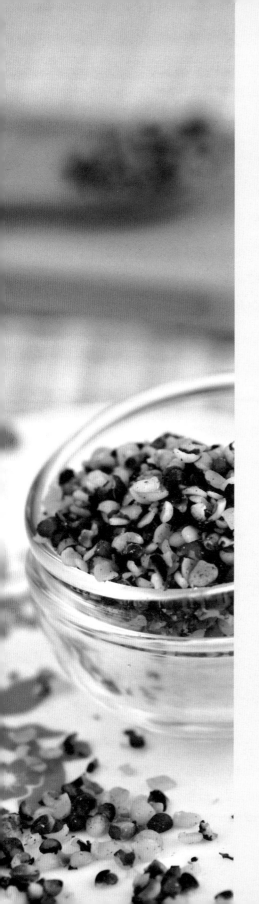

润肠通便药

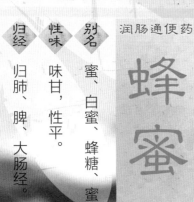

润肠通便药

蜂蜜

别名　蜜、白蜜、蜂糖、蜜糖、炼蜜。

性味　味甘，性平。

归经　归肺、脾、大肠经。

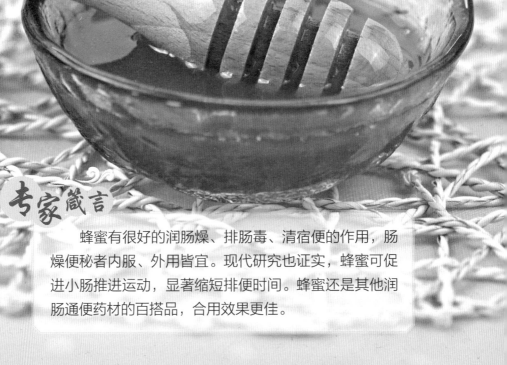

专家箴言

　　蜂蜜有很好的润肠燥、排肠毒、清宿便的作用，肠燥便秘者内服、外用皆宜。现代研究也证实，蜂蜜可促进小肠推进运动，显著缩短排便时间。蜂蜜还是其他润肠通便药材的百搭品，合用效果更佳。

古籍说法

《本草纲目》："……清热也，补中也，解毒也，润燥也，止痛也。生则性凉，故能清热；熟则性温，故能补中。甘而和平，故能解毒；柔而濡泽，故能润燥。缓可以去急，故能止心腹、肌肉、疮疡之痛……张仲景治阳明结燥，大便不通，蜜煎导法，诚千古神方也。"

药材选料

本品为蜜蜂科昆虫中华蜜蜂或意大利蜜蜂所酿成的蜜。春至秋季采收，过滤后使用。以水分小、有油性、稠如凝脂、用木棒挑起时蜜汁下流如丝状不断且盘曲如折叠状、味甜不酸、气芳香、洁净无杂质者品质为佳。

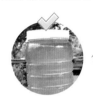 优质蜂蜜

 劣质蜂蜜

常用搭配

治疗肠燥便秘时，可单用冲服，或随证与生地黄、当归、火麻仁等滋阴、生津、养血、润肠通便的药材合用。

用法用量

蜂蜜以煎服、冲服、制膏较为常用。煎服或冲服用量在15~30克，大剂量可达30~60克。也可外用于肛门导泻。

人群宜忌

适宜人群	不宜人群
✓ 肠燥便秘、大便不通、肠胃溃疡者	✗ 蜂蜜可助湿壅中，且能润肠，故湿阻中满及便溏、泄泻者慎用
✓ 脾气虚弱、营养不良、脘腹虚痛者	
✓ 肺虚久咳及燥咳者	✗ 糖尿病患者不宜

香蕉蜂蜜饮

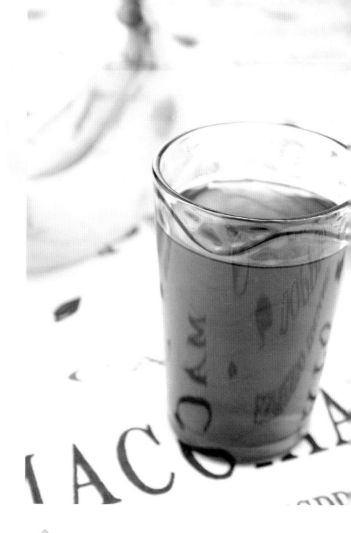

专家藏言

此饮可润肠通便，降压除烦，对缓解肠燥便秘、高血压等有良效。

宜忌

✓ 适合肠燥便秘者，老年习惯性便秘者尤宜。

✓ 高血压、津干口渴、皮肤干燥瘙痒、心情烦闷不舒畅者宜常饮。

✓ 秋、冬季饮用更佳。

✗ 便溏、腹泻者不宜。

✗ 糖尿病患者不宜。

材料

香蕉100克，蜂蜜15克。

做法

将香蕉去皮，切段，放入榨汁机，加适量水，打成香蕉汁，倒入杯中，再调入蜂蜜，拌匀代茶饮。

用法

两餐之间，空腹饮用。

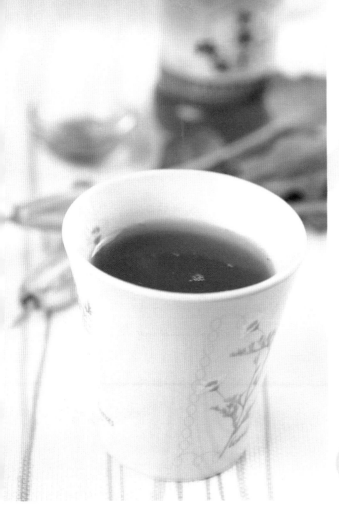

茶饮

菠菜蜂蜜饮

润肠通便药 ● 蜂蜜

55

专家箴言

此饮可通肠排毒，并能缓解痔疮出血状况，对各类便秘均有防治效果。

材料

菠菜100克，蜂蜜15克。

做法

菠菜择洗干净，切段，焯熟后放入榨汁机，加适量水，搅打成汁，倒入杯中，加入蜂蜜搅拌均匀即可。

用法

两餐之间，空腹饮用。

宜忌

✔ 适合大便涩滞不通、痔疮发作、出血者，对各类便秘均有效。

✔ 四季皆宜饮用。

✖ 脾虚肠滑、便溏、腹泻者不宜。

✖ 糖尿病患者慎服。

蜂蜜萝卜汁

材料

白萝卜200克，蜂蜜适量。

做法

白萝卜洗净，煮熟后切块，放入榨汁机，加适量水榨取萝卜汁，倒入杯中，加适量蜂蜜调匀即可饮用。

用法

每日1次，早餐前空腹饮用最宜。

专家箴言

　　此方源自《普济方》，有消积滞、下气宽中、生津润肠、解毒通便的功效。

宜忌

✓ 适合饮食积滞、胃肠气胀腹痛、气逆呕吐、大便燥结不通者饮用。

✓ 四季皆宜饮用。

✗ 脾胃虚寒、泄泻者不宜。

✗ 糖尿病患者慎服。

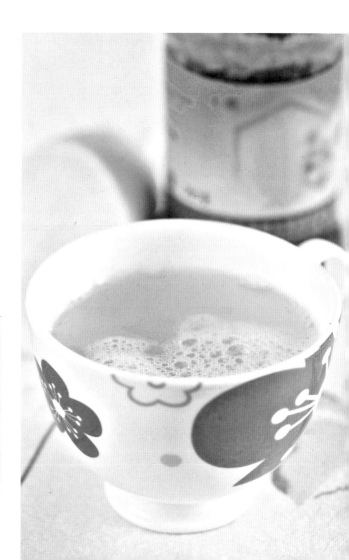

蜂蜜香油茶

材料

蜂蜜20克，香油15毫升。

做法

把蜂蜜和香油放入杯中，倒入适量温水，搅拌均匀即可饮用。

用法

每日早、晚各服1次。也可外用于肛门处以导便。

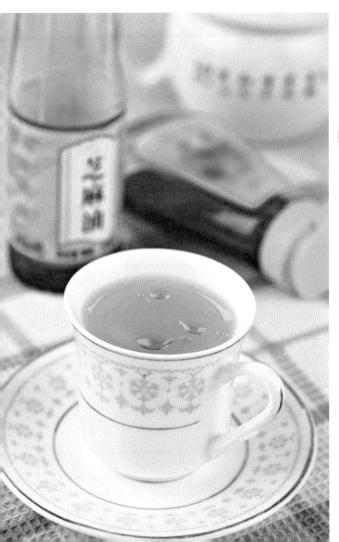

专家箴言

此茶润肠通便效果好，对习惯性便秘、肠燥津亏便秘尤其有效。

宜忌

✓ 适合肠燥津亏所致大便燥结、艰涩难排，兼有烦渴口干、皮肤干燥瘙痒者。

✓ 秋、冬季饮用更宜。

✗ 肠滑腹泻者不宜。

✗ 糖尿病患者慎服。

茶饮

蜂蜜酸奶

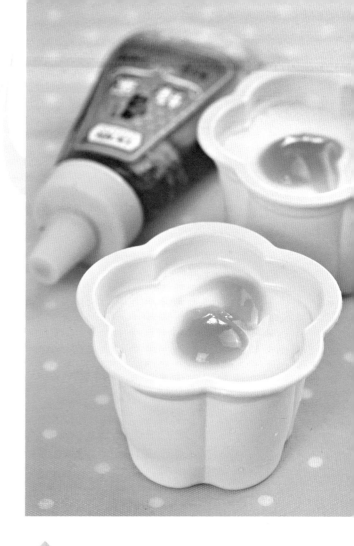

专家箴言

常食蜂蜜酸奶，能全面调理肠道菌群，润肠燥，清肠毒，对维护肠道健康非常有益。

宜忌

✓ 适合各类型便秘者，老人、儿童皆宜。

✓ 营养不良、皮肤干枯不润者常食可起到美容作用。

✓ 四季皆宜食用。

✗ 1岁以下的婴幼儿不宜食用蜂蜜。

材料

酸奶150毫升，蜂蜜适量。

做法

将蜂蜜调入酸奶中，搅拌均匀即可。

用法

空腹食用，酸奶应凉食，切勿加热。

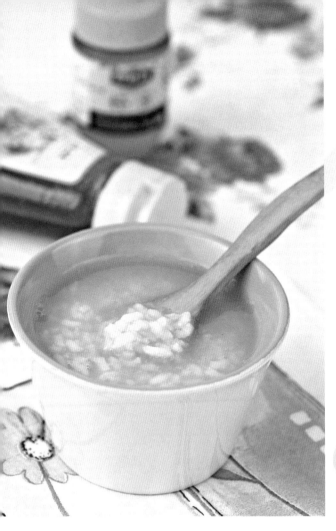

蜂蜜粥

专家箴言

此粥可补中缓急，滑肠通便，润肺止咳，老年习惯性便秘者尤宜。

材料

蜂蜜25克，糯米100克。

做法

将糯米淘洗干净，倒入锅中，加入适量水煮成粥，晾温后调入蜂蜜，搅拌均匀即可。

用法

每日早、晚随餐食用。

宜忌

☑ 适合肠燥便秘，兼有脾胃虚弱、倦怠乏力、脘腹作痛者，老年人更宜。

☑ 肺虚久咳、肺燥干咳、咽干者也宜常食。

☑ 春、秋、冬季皆宜食用。

✖ 湿热痰滞、胸闷不舒、便溏、泄泻者不宜。

✖ 糖尿病患者慎服。

藕蜜膏

膏方

材料

蜂蜜100克，生地黄50克，莲藕500克。

做法

1 将莲藕洗净，切块，用榨汁机榨取生藕汁200毫升。
2 生地黄煎煮取汁200毫升。
3 把两种汁同入锅中，加蜂蜜熬成稠膏，盛入可密封的干净容器内保存。

用法

每日1匙，含化后徐徐咽下，也可冲水调服。

专家箴言

常服此膏有清热养阴、生津止渴、润肠通便的效果。

宜忌

✓ 适合热邪伤阴、津干肠燥、便秘、心烦口渴、皮肤干燥瘙痒者服用。
✓ 夏、秋季最宜服用。

✗ 寒湿凝滞、腹泻、便溏者不宜。
✗ 糖尿病患者不宜。

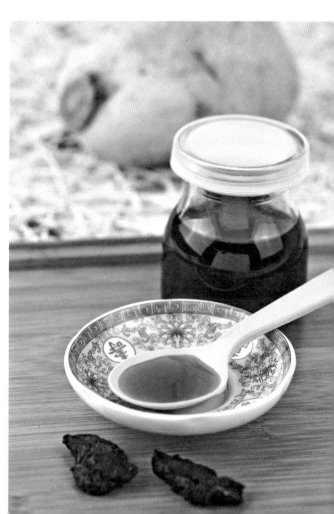

蜂蜜酒蛋

材料

蜂蜜25克，鸡蛋2个。

调料

植物油、盐、黄酒各适量，葱花少许。

做法

将鸡蛋打入碗中，加入葱花、蜂蜜和盐搅打成蛋液，倒入烧至五成热的植物油中翻炒，边炒边加入黄酒，炒熟盛出。

用法

每日随餐分2次食完，可常食。

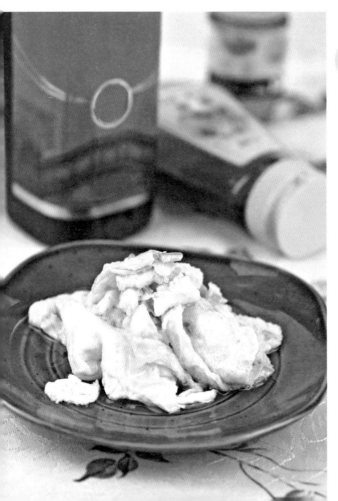

专家箴言

此方既可润肠通便，又能活化和补益气血，常用于习惯性便秘。

宜忌

✓ 适合津干血虚所致的虚证便秘者，老年习惯性便秘者尤其适宜。

✓ 气血虚弱、免疫力差的中老年人宜常食。

✓ 四季皆宜食用。

✗ 实证便秘及血脂偏高者不宜多吃鸡蛋。

✗ 糖尿病患者不宜。

汤羹

蜂蜜麻油冲蛋花

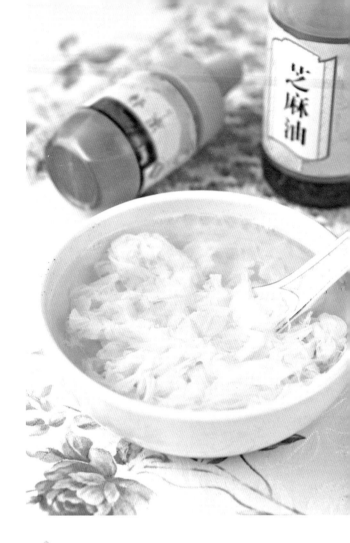

专家箴言

此汤可滋阴养血，润肠通便，适用于阴血虚所致的大便秘结。

宜忌

✓ 适合阴虚肠燥、大便秘结，兼有面色无华、心悸头晕等虚弱症状者。

✓ 四季皆宜食用。

✗ 肠滑泄泻者不宜。

✗ 糖尿病患者不宜。

材料

蜂蜜15克，芝麻油6克，鸡蛋1个。

做法

将鸡蛋打入汤碗中，加入蜂蜜、芝麻油，搅打均匀，把刚烧开的水冲入蛋液，呈蛋花汤状即可。

用法

每日2次，连服数日。

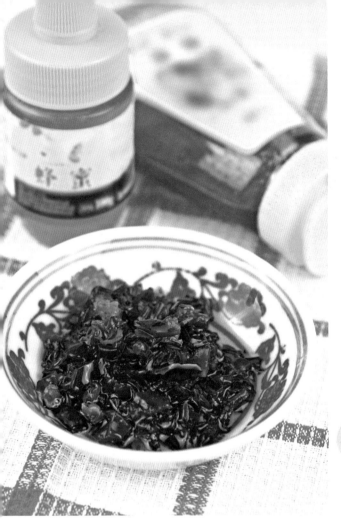

蜂蜜木耳

专家箴言

黑木耳可清胃涤肠，搭配蜂蜜，润肠排毒效果好，是治疗习惯性便秘的良方。

63

材料

水发黑木耳100克，蜂蜜30克。

做法

将水发黑木耳洗净，入锅加水煮10分钟，捞出，切碎，调入蜂蜜拌匀即可。

用法

每日分2次食用。

宜忌

✓ 在污染及有害环境下工作者，肠道内异物及毒物较多，适合常食此羹排毒。

✓ 肠燥便秘，兼有皮肤干燥粗糙、色斑多生、高血压、高脂血症者宜多吃。

✓ 四季皆宜食用。

✗ 肠滑泄泻、便溏者不宜。

✗ 糖尿病患者不宜。

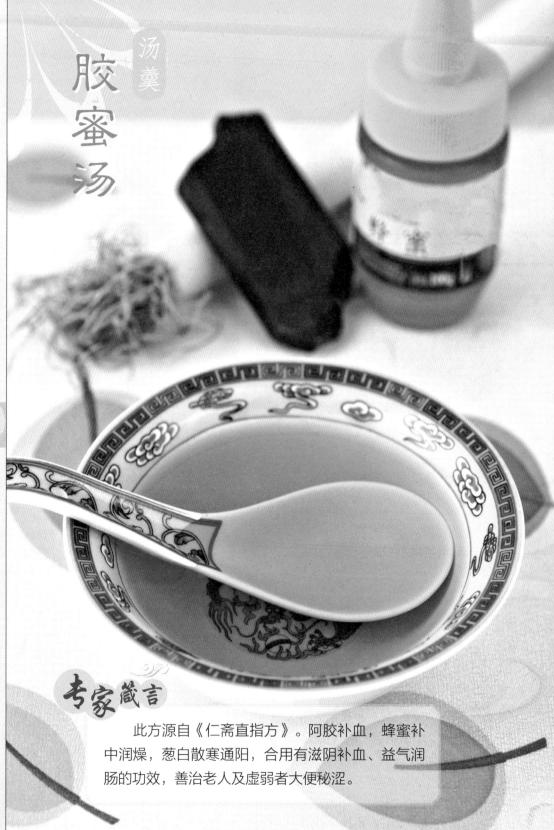

胶蜜汤

专家箴言

　　此方源自《仁斋直指方》。阿胶补血，蜂蜜补中润燥，葱白散寒通阳，合用有滋阴补血、益气润肠的功效，善治老人及虚弱者大便秘涩。

◆ 材料

炒阿胶6克，带根葱白3个，蜂蜜30克。

◆ 做法

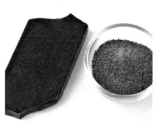 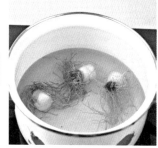 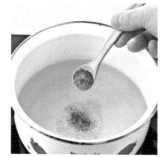

1 将阿胶打成阿胶粉。

2 连根葱白洗净，加水煎汤。

3 拣出葱白，加入阿胶粉略煮化即可，倒入杯中，晾温后加入蜂蜜搅匀即成。

◆ 用法

餐前温热服用。

◆ 宜忌

✓ 适合阴虚血亏、津干肠燥所致的大便秘结、艰涩难解者，老年便秘、产后便秘等体虚便秘者尤宜。

✓ 便秘兼有贫血、皮肤干枯失养、面色晦暗无光、倦怠乏力者也宜食用。

✓ 四季皆可，秋、冬更宜。

✗ 阿胶较黏腻，有碍消化，脾胃虚弱者慎用。

✗ 糖尿病患者不宜。

润肠通便药

决明子

别名 草决明、马蹄决明、钝叶决明、假绿豆。

性味 味甘、苦、咸，性微寒。

归经 归肝、肾、大肠经。

专家箴言

决明子除了是清热明目的良药外，还是润肠通便的常用药。其入大肠经，能清热润肠，缓泻通便，常用于内热肠燥、大便秘结诸症，可起到排毒、轻身、降压、降脂的作用。

古籍说法

《神农本草经》："治青盲，目淫肤赤白膜，眼赤痛泪出，久服益精光，轻身。"

《本草推陈》："慢性便秘及卒中后顽固便秘：用决明子一斤炒香研细末，水泛为丸，每日三回，每回一钱，连服三五天，大便自然通顺，且排出成形粪便而不泄泻。"

药材选料

本品为豆科植物决明或小决明的干燥成熟种子。秋季采收晒干而成。以颗粒均匀、饱满、黄褐色者品质为佳。炒制过的决明子泡水效果更好，生用则以煎汤为佳，可各取所需。

 生决明子　　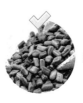 炒决明子

常用搭配

决明子单用即有明显缓泻效果，用于肠燥便秘时，也常与蜂蜜、火麻仁、瓜蒌、当归、桑椹等搭配使用。

用法用量

可泡茶，煎汤或煮粥。煎服用量在10～15克。用时需捣碎。

人群宜忌

适宜人群	不宜人群
✓ 内热肠燥、大便秘结、习惯性便秘者 ✓ 肝热所致的目赤肿痛、羞明多泪、目暗不明者及高血压、头痛、眩晕者	✗ 气虚便溏、泄泻及血压低者不宜

茶饮

决明蜂蜜茶

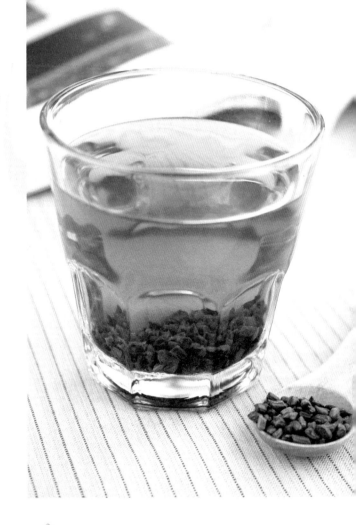

 专家箴言

此茶可润肠通便，对肠燥便秘、习惯性便秘均有防治效果。

宜忌

✓ 肠燥便秘、实热便秘、习惯性便秘者，尤其是兼有高血压、头晕眼花、头痛、高脂血症、肥胖者更宜。

✓ 四季皆宜饮用。

✗ 脾胃虚寒、腹泻、便溏、气血不足者忌用。

✗ 孕妇忌服。

材料

炒决明子10～15克，蜂蜜20～30克。

做法

将决明子捣碎，放入杯中，冲入沸水，浸泡20分钟，加蜂蜜饮用。

用法

可分多次饮用，早晨饮用通便效果好。

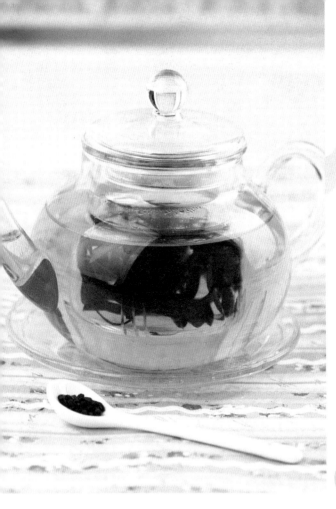

海带决明茶

专家箴言

此茶可清肝胆，润肠燥，排肠毒，可用于热邪伤阴所致的肠燥便秘。

材料

海带10克，决明子15克。

做法

将海带用清水浸泡软，切细丝，与决明子同置于茶壶中，以沸水冲泡，加盖闷20分钟即可饮用。

用法

每日1剂，代茶频饮。

宜忌

☑ 适合热邪伤阴所致的津干肠燥、大便秘结、小便短赤、目赤肿痛、痈肿、结节者。

☑ 高血压、高脂血症、肥胖者宜常饮。

☑ 四季皆宜饮用。

✖ 虚寒便溏、肠滑腹泻者及孕妇忌用。

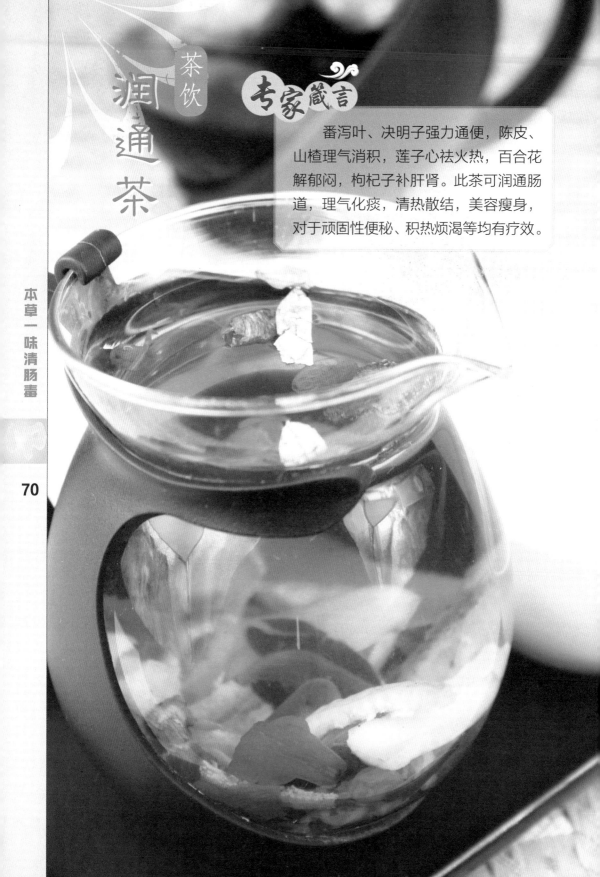

茶饮

润通茶

专家箴言

番泻叶、决明子强力通便，陈皮、山楂理气消积，莲子心祛火热，百合花解郁闷，枸杞子补肝肾。此茶可润通肠道，理气化痰，清热散结，美容瘦身，对于顽固性便秘、积热烦渴等均有疗效。

材料

决明子3克，枸杞子5克，番泻叶、陈皮、山楂各2克，莲子心1克，百合花2片，冰糖适量。

番泻叶

莲子心

番泻叶是一种刺激性泻药，其有效成分可直接刺激肠道引起强烈蠕动，使肠内物质的运输及大肠的排空运动加速，对于顽固性便秘可发挥较好的疗效。但番泻叶属于猛药，非严重便秘尽量少用，且不宜久服。

莲子心性味苦寒，有清心泻火、安养心神、降压除烦的功效，常用于热入心包、心火亢盛或心肾不交所致的神昏谵语、烦躁不眠等。便秘日久一般会引起高血压、口渴心烦、寝食难安等症状，加莲子心有一定的调养作用。

做法

将各材料放入杯中，冲入热开水，闷泡5分钟后即可饮用。

用法

每日1剂，代茶频饮。

宜忌

✓ 适合肠燥便秘、实热便秘、顽固性便秘、食积腹胀者，尤其是兼有心烦口渴、高血压、高脂血症、肥胖者更为适宜。

✓ 四季皆宜饮用。

✗ 由于番泻叶加决明子，对肠道的刺激性较强，非严重便秘者不宜。在饮用时要根据自身情况控制用量，不宜久服，大便通畅即可停止。

✗ 虚寒腹泻、便溏、气血亏虚者及孕妇忌用。

决明楂菊茶

茶饮

材料

决明子、山楂片各10克，菊花5克，冰糖适量。

做法

将决明子、山楂、菊花和冰糖放入茶壶中，冲入沸水，加盖闷泡15分钟即可饮用。

用法

每日不拘时，代茶频饮。

专家箴言

此茶有疏风热、清肠道、化积滞的作用，可用于肠燥便秘、饮食不下、燥热烦渴。

宜忌

✓ 适合肠燥便秘、饮食积滞、口渴心烦、风热头痛、目赤肿痛者，高血压、高脂血症者也宜常饮。

✓ 四季皆宜饮用。

✗ 虚寒腹泻、便溏者不宜。

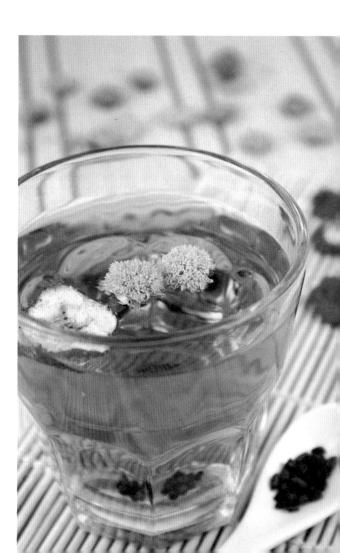

决明枸杞茶

材料

决明子、枸杞子各15克，冰糖适量。

做法

将决明子、枸杞子和冰糖放入杯中，冲入沸水，加盖闷泡15分钟即可饮用。

用法

每日不拘时，代茶频饮。

专家箴言

此茶滋养肝肾，缓泻通肠，对老年便秘、习惯性便秘有效。

宜忌

✓ 适合阴虚肠燥便秘、习惯性便秘者，尤其是兼有高血压、头晕耳鸣、眼目昏花者宜常饮。

✓ 四季皆宜饮用。

✗ 虚寒腹泻、便溏者不宜。

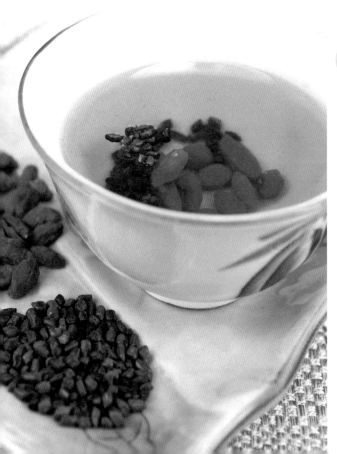

决明烧茄子

专家箴言

茄子有清热解毒的功效，搭配决明子，可增强清热解毒、泻下通便的作用，对实热便秘、肠燥便秘均有缓解改善作用。

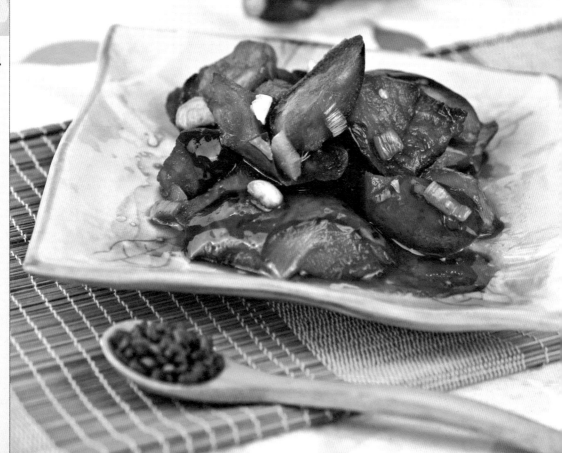

材料

决明子10克，茄子300克，葱花、姜片、蒜蓉各适量。

调料

酱油、香油各15克，白糖、盐、鸡精各适量。

做法

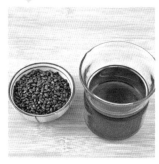 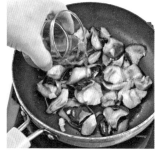 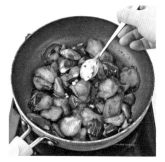

1 决明子加水适量，煎煮取汁备用。

2 茄子洗净，切块。炒锅倒入油烧热，下葱花、姜片炒香，放入茄子，炒至发油亮时倒入决明子汁，加酱油、白糖烧5分钟。

3 加入盐、鸡精和香油，翻炒均匀，放入蒜蓉，炒出蒜香即可出锅。

用法

随餐食用。

宜忌

✓ 适合实热便秘、肠燥便秘所致的大便干结者，兼有小便短赤、面红身热、腹胀、腹痛、口干口臭等症状者更宜。

✓ 四季皆宜食用。

✗ 脾胃虚寒、腹泻、便溏者不宜。

润肠通便药

火麻仁

别名　大麻仁、麻子仁、麻子仁、麻子、麻仁、火麻、线麻子。

性味　味甘，性平。

归经　归脾、胃、大肠经。

专家箴言

火麻仁质润多脂，是润肠通便的常用药，且又兼有滋养补虚的作用，特别适合老人、产妇、病后及体弱、津血不足的肠燥便秘者。

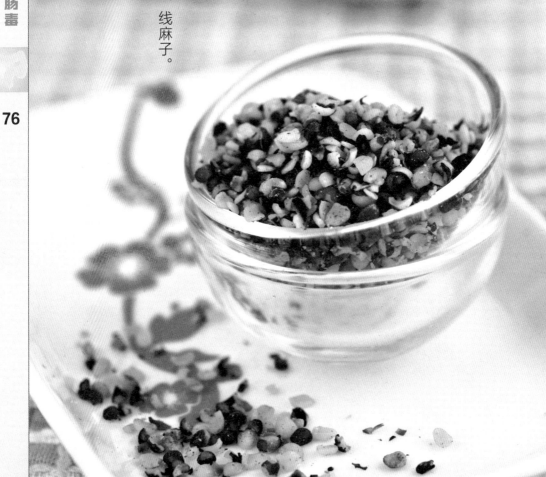

古籍说法

《药品化义》："麻仁，能润肠，体润能去燥，专利大肠气结便秘。凡年老血液枯燥，产后气血不顺，病后元气未复，或禀弱不能运行者皆治。"
《本草经疏》："麻子，性最滑利。"

药材选料

本品为桑科植物大麻的干燥成熟果实。秋季果实成熟时采收，晒干生用或炒用，用时打碎。以色黄、无皮壳、种仁粒大、饱满者质量为佳。

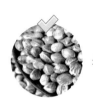 生火麻仁　　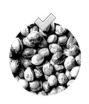 炒火麻仁

常用搭配

火麻仁单用即有效，也常与郁李仁、瓜蒌仁、杏仁、郁李仁、柏子仁、蜂蜜等其他润肠通便药材同用，效果更显著。

用法用量

火麻仁常研碎，与大米一起煮粥服用，也可入丸、散、膏。煎服用量在10～20克。食入量过大可引起恶心呕吐、腹泻、四肢麻木、烦躁不安、精神错乱、昏睡以至昏迷等中毒症状。

人群宜忌

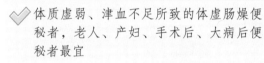

适宜人群	不宜人群
✓ 体质虚弱、津血不足所致的体虚肠燥便秘者，老人、产妇、手术后、大病后便秘者最宜	✗ 肠滑泄泻者不宜
✓ 高血压、动脉硬化者	

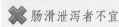

麻仁蜜茶

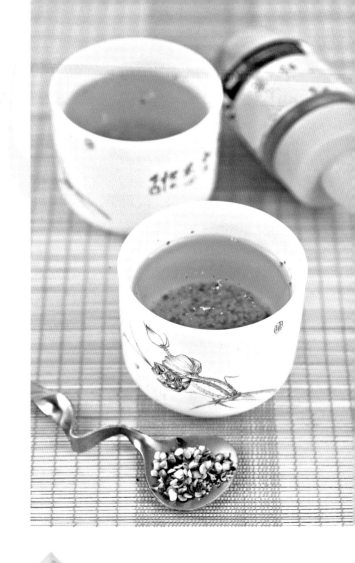

专家箴言

此茶可润燥滑肠，常用于体质虚弱、津干血虚所致的肠燥便秘。

宜忌

 适合体质虚弱的肠燥便秘者，尤其适合老人、产后、术后、大病后的便秘者饮用。

四季皆宜饮用。

肠滑泄泻者不宜。

材料

火麻仁3克，蜂蜜适量。

做法

将火麻仁研为细末，调入适量蜂蜜，以开水冲服即可。

用法

每日1剂。

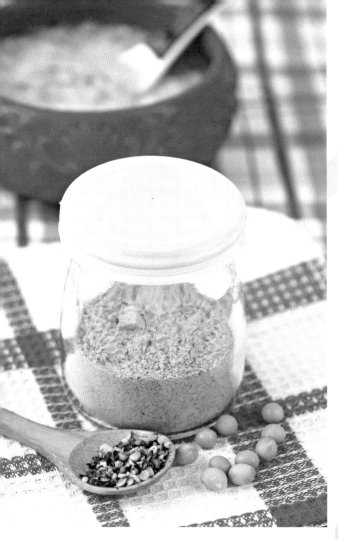

麻豆散

材料

炒火麻仁250克，炒黄豆500克。

做法

将炒火麻仁与炒黄豆共研为粉，混匀，密封储存。

用法

每次取15克散粉，可冲服，也可熬粥食用。连服数日。

专家箴言

此方源自《备急千金要方》，有补脾润下的功效，对虚弱便秘有疗效。

宜忌

☑ 适合脾虚、不下食、胃脘不适、肠燥便秘者，体质虚弱者尤宜。

☑ 四季皆宜服用。

✖ 肠滑泄泻者不宜。

麻子仁粥

材料

火麻仁10克，粳米100克，蜂蜜适量。

做法

先将火麻仁捣碎，与淘洗好的粳米一起放入锅中，加适量水共煮成粥，再调入蜂蜜拌匀，即可食用。

用法

随餐食用，每日3次。

专家箴言

此方源自《太平圣惠方》，润肠通便效果好，是防治大便秘涩的良方。

宜忌

✓ 适合体质虚弱、津干血虚所致的肠燥便秘者，老年习惯性便秘、产后体虚便秘、术后及大病后大便不通者最宜。

✓ 四季皆宜食用。

✗ 肠滑泄泻者不宜。

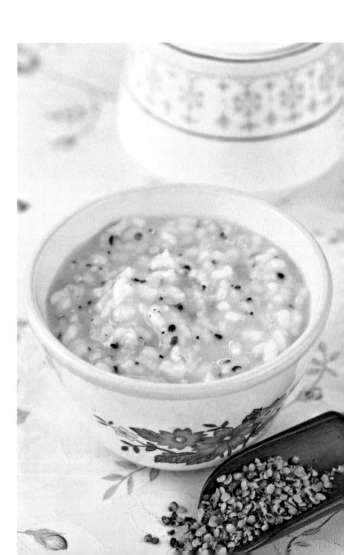

绿豆麻仁粥

材料

炒火麻仁10克，绿豆25克，粳米100克。

做法

将绿豆放入锅中，加适量水煮20分钟，再放入淘洗好的粳米和捣碎的炒火麻仁，继续煮30分钟成粥。

用法

每日早、晚分2次食用。

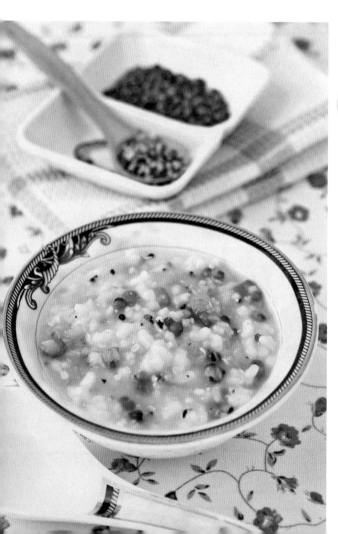

专家箴言

绿豆清热解毒，火麻仁补虚润肠，合用可起到通便排毒的作用，对肠燥便秘和赤痢不止均有疗效。

宜忌

✓ 适合各类体质虚弱的肠燥便秘者。

✓ 因热毒壅结肠中引起的大便出血者宜食用。

✓ 四季皆可，夏、秋尤宜。

✗ 肠滑泄泻者不宜。

苏子麻仁粥

专家箴言

此方源自《丹溪心法》。紫苏子可滑肠下气，火麻仁润肠泻下，且二者均有滋养补虚的功效。常食此粥既能润肠通便，又能补气养胃，是经典的体弱便秘食疗良方。

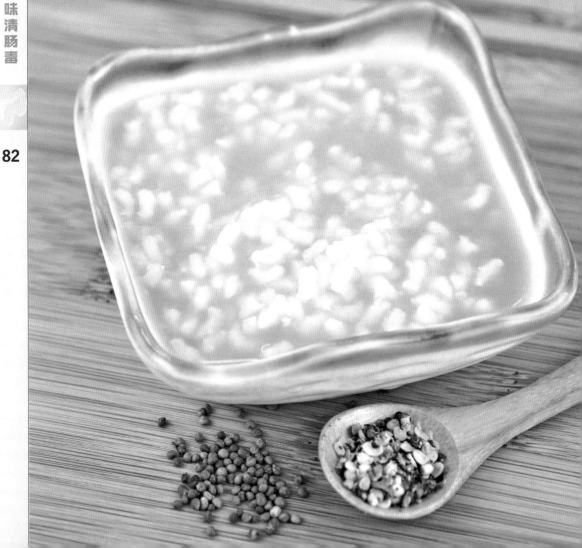

材料

火麻仁、紫苏子各10克，粳米100克。

做法

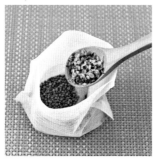

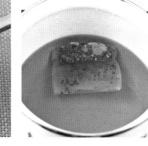

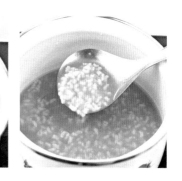

1 将火麻仁、紫苏子捣碎，装入料包内。

2 把料包放入锅中，加适量水，煮30分钟。

3 取出料包，倒入淘洗好的粳米，补足水，煮30分钟，至黏稠成粥即可。

用法

每日早、晚分2次温热食用。

宜忌

✓ 适合体虚所致的津枯肠燥、大便秘结、排便困难，尤其是老年人、产妇、术后、大病后便秘者食用更为适宜。

✓ 四季皆宜食用。

✗ 肠滑腹泻者忌食。

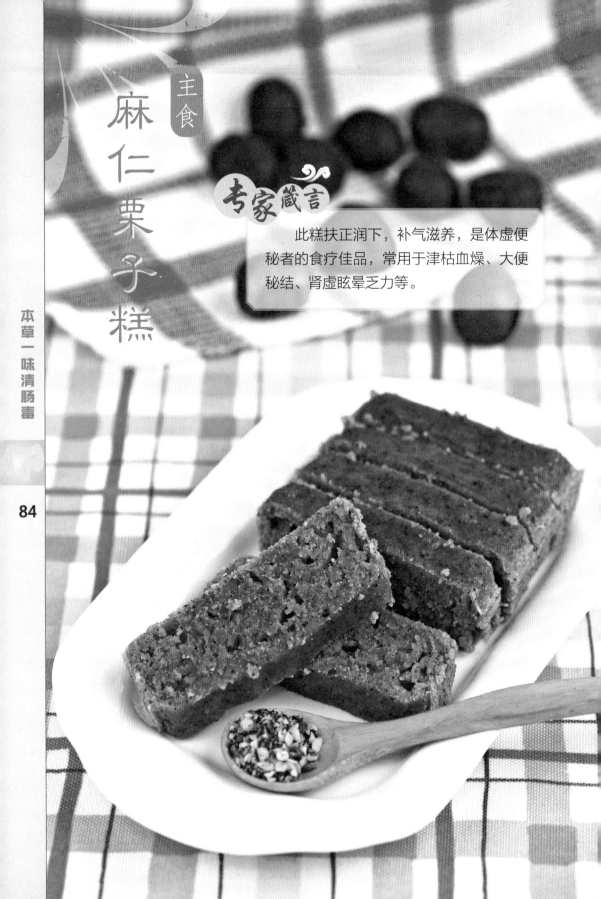

专家箴言

此糕扶正润下，补气滋养，是体虚便秘者的食疗佳品，常用于津枯血燥、大便秘结、肾虚眩晕乏力等。

材料

火麻仁15克，栗子粉30克，玉米粉70克，炒芝麻仁、红糖各适量，泡打粉少许。

做法

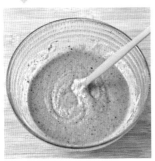 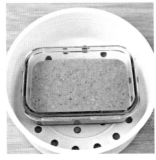 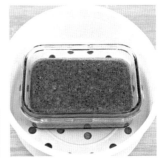

1 火麻仁与炒芝麻仁一起研成粉，放入盆内，加入栗子粉、玉米粉、红糖和泡打粉，用水和成稠糊状。

2 将混合粉糊倒入容器，静置15分钟后放入蒸屉中。

3 蒸锅倒入凉水，上蒸屉后开火，水烧开起计时，大火蒸20分钟即成。

用法

每日1次，作早餐食用。

宜忌

✅ 适合脾虚气弱、津液干枯、肠燥便秘者，老年体虚兼有肾虚眩晕、体倦乏力、腰脚痿软者最宜常食。

✅ 四季皆可，秋、冬更宜。

❌ 肠滑泄泻者不宜。

润肠通便药

松子仁

别名　海松子、松仁、松子。

性味　味甘，性温。

归经　归肺、肝、大肠经。

专家箴言

松子仁含油脂丰富，甘润入肠，是润肠通便的良药，常用于津枯肠燥便秘证，尤其适合老年人体虚所致的顽固性便秘，常食还能美容养颜、延年益寿。

古籍说法

《玉楸药解》："松子仁与柏子仁相同，收涩不及而滋润过之，润肺止咳，滑肠通秘，开关逐痹，泽肤荣毛，亦佳善之品，研揩须发，最生光泽。"

《药性切用》："甘温气香，醒脾开胃，解郁润肠，为芳香解郁润燥良药。其油可通津枯肠结，无火。"

药材选料

本品为松科松属植物中的华山松、红松、马尾松的种仁。以颗粒均匀、种仁润白饱满、清香无异味者为佳。由于松子仁含油脂丰富，存放时间长了会产生"油哈喇"味或发霉，所以，松子仁在购买后最好尽快食用。

 优质松子仁　　 劣质发霉的松子仁

常用搭配

松子仁可单用，也常与火麻仁、柏子仁、黑芝麻、核桃仁、杏仁、蜂蜜等润肠药材搭配食用。

用法用量

可煎服，打汁泡饮或煮粥、入菜，也常入膏、丸。煎服用量在5～10克。每日生食不超过30克为宜，食入过量易致发胖。

人群宜忌

适宜人群	不宜人群
✓ 津枯肠燥便秘者，老年体虚便秘、慢性便秘、顽固性便秘者尤其适宜 ✓ 肺燥咳嗽、干咳无痰者 ✓ 皮肤、毛发干枯不润及脑力衰退者	✗ 脾虚便溏、湿痰者禁用，肥胖多脂者不宜食用过多

茶饮

松仁核桃饮

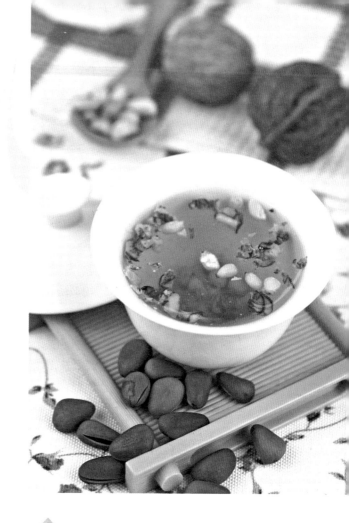

专家箴言

此饮可润肠燥、益肺气、补肾亏，是老人体虚便秘的保健良方。

宜忌

✓ 适合体虚、津枯肠燥便秘者，尤其是老年习惯性便秘，兼有耳聋眼花、健忘失忆、毛发不泽、皮肤干皱、燥咳者更宜常食。

✓ 秋、冬季饮用尤宜。

✗ 脾虚便溏、湿痰、肥胖多脂者不宜。

材料

松子仁、核桃仁各10克，蜂蜜适量。

做法

将松子仁、核桃仁研成粉，放入杯中，冲入沸水，待晾温后调入蜂蜜饮用。

用法

每日两餐之间饮用。

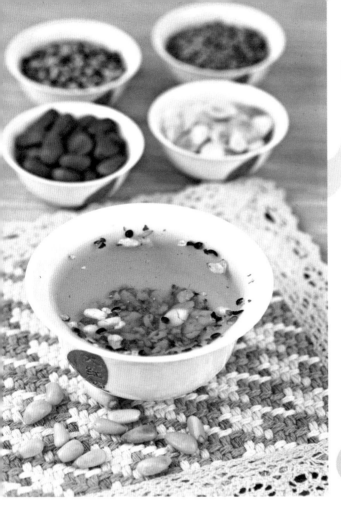

四仁通便茶

专家箴言

　　此茶可滋阴润燥，滑肠通便，适用于阴虚、老年津枯液少所致的便秘。

材料

炒松子仁、杏仁、火麻仁、柏子仁各9克，蜂蜜适量。

做法

将炒松子仁、杏仁、火麻仁、柏子仁一起捣碎，放入杯内，用开水冲泡，盖闷15分钟后加蜂蜜调匀饮用。

用法

每日1剂，代茶频饮。

宜忌

✓ 适合阴津亏耗、大肠失润、肠道干涩所致的大便干结难排者，老人、产妇以及兼有形体消瘦、眩晕耳鸣、心悸怔忡、腰膝酸软者更宜。

✓ 秋、冬季饮用尤宜。

✗ 脾虚便溏、湿痰、肥胖多脂者不宜。

松仁粥

主食

材料

炒松子仁15克，粳米100克。

调料

白糖适量。

做法

将淘洗好的粳米加适量水煮成粥，放入炒松子仁和白糖，拌匀即可。

用法

每日早、晚食用。

专家箴言

此粥润肠通便，美肤泽发，健脑益智，最宜老人体虚便秘者调养。

宜忌

☑ 适合体虚肠燥便秘、老人习惯性便秘者，兼有头晕、心悸、皮干发枯、健忘者最宜。

☑ 秋、冬季食用更宜。

✖ 脾虚便溏、湿痰多者不宜。

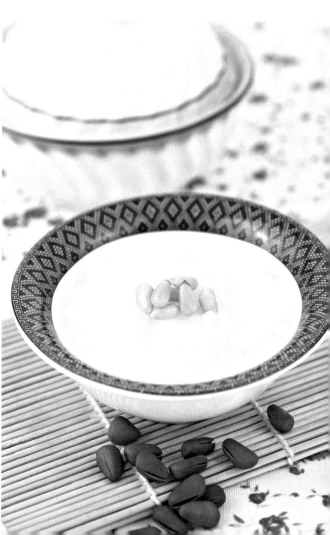

胡萝卜松仁粥

材料

炒松子仁5克，胡萝卜50克，粳米100克。

做法

1 将胡萝卜洗净，切成碎粒。
2 锅中倒入淘洗好的粳米，加适量水，煮20分钟，放入胡萝卜碎粒，续煮5分钟，盛入碗中，撒上炒松子仁即可。

用法

每日早、晚食用。

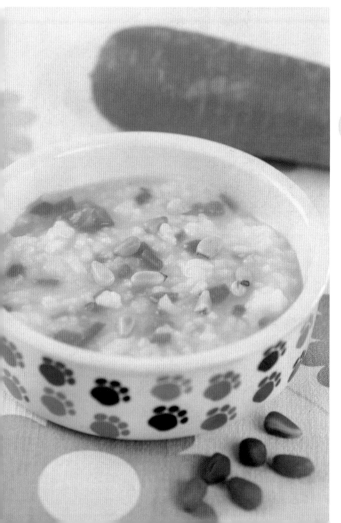

专家箴言

此粥润肠燥，养阴液，补血虚，对防治老人体虚便秘及小儿便秘均有益。

宜忌

✓ 适合老人体虚肠燥便秘、小儿便秘，以及兼有瘦弱乏力、皮肤失养、毛发不荣、视力和脑力减退者。

✓ 秋、冬季食用更宜。

✗ 脾虚便溏、湿痰多者不宜。

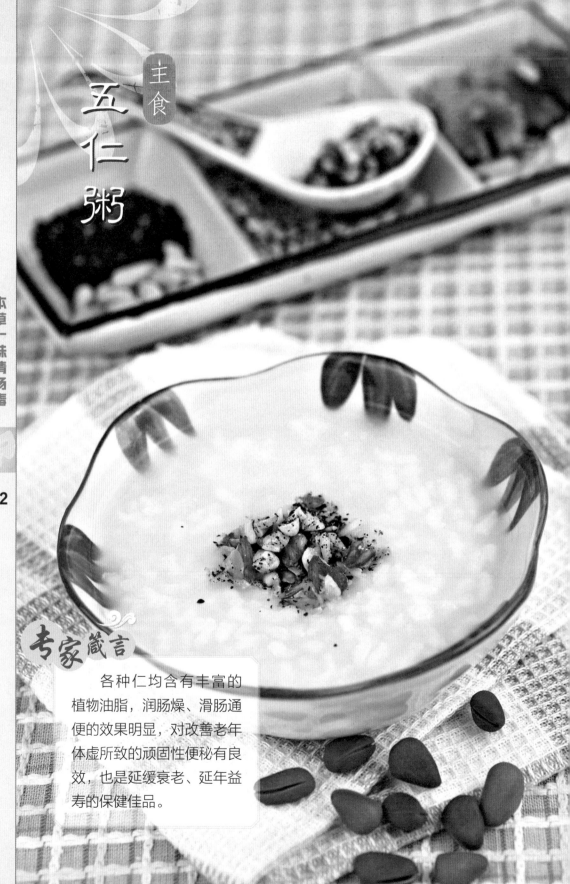

五仁粥

专家箴言

　　各种仁均含有丰富的植物油脂，润肠燥、滑肠通便的效果明显，对改善老年体虚所致的顽固性便秘有良效，也是延缓衰老、延年益寿的保健佳品。

材料

松子仁、核桃仁、炒桃仁、甜杏仁、黑芝麻各10克，粳米100克。

调料

白糖适量。

做法

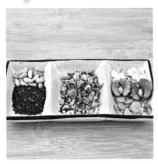
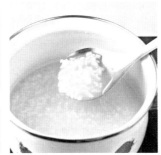
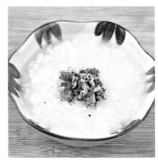

1 将松子仁、核桃仁、炒桃仁、甜杏仁、黑芝麻混合碾碎。

2 锅中倒入淘洗好的粳米，加适量水，煮30分钟，成稀粥。

3 把粥盛入碗中，撒上五仁碎粒和白糖，调匀即可食用。

用法

每日早、晚食用。

宜忌

✓ 适合津枯血虚所致的老人体虚便秘，有皮肤毛发干枯不润、脑力衰退、肺燥咳嗽等症状者尤宜。

✓ 秋、冬季食用更佳。

✗ 脾虚便溏、腹泻、湿痰多者忌食。

✗ 肥胖多脂者不宜过多食用。

松仁玉米

专家箴言

松子仁、玉米富含油脂，豌豆益气补虚，胡萝卜养阴补血，合用能起到补益气血、润燥通肠的作用。

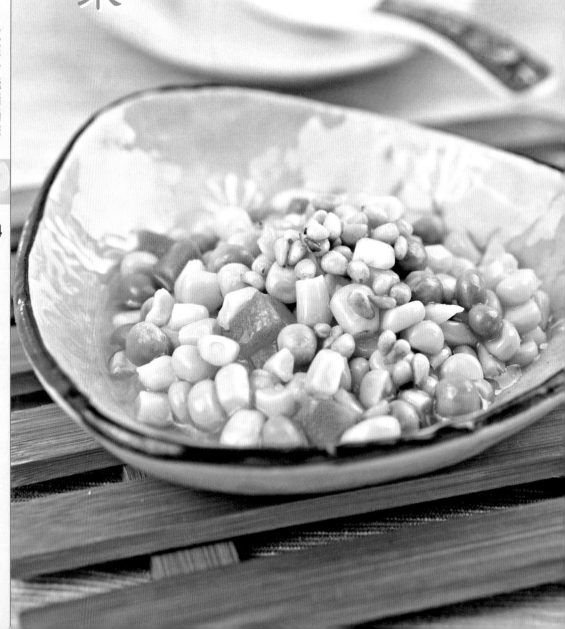

材料

松子仁15克，甜玉米粒100克，胡萝卜、豌豆各50克。

调料

白糖15克，盐、鸡精、香油、水淀粉各适量。

做法

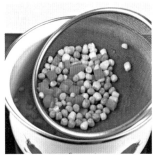

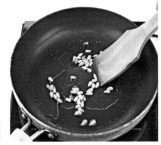

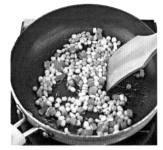

1 胡萝卜切丁，与甜玉米粒、豌豆都焯水断生，沥水备用。

2 炒锅倒入油，烧至四成热，放入松子仁炒香。

3 放入其他材料翻炒，加白糖、盐、鸡精调味，用水淀粉勾芡，淋香油即成。

用法

随餐食用。

宜忌

✓ 适合津干血亏所致的大便秘结者，老年习惯性便秘、顽固性便秘、小儿体弱便秘者均宜食用。

✓ 体虚瘦弱、贫血失养、倦怠乏力、面色无华、毛发不荣、视力减退及脑力下降、免疫力差者宜食。

✓ 四季皆可，秋、冬季更宜。

✗ 脾虚便溏、湿痰多者不宜。

甜杏仁

别名 杏仁、杏核仁、杏子、木落子。

性味 味甘，性平，无毒。

归经 归肺、大肠经。

专家箴言

　　甜杏仁有止咳平喘、润肠通便的作用，既可轻泻，又有滋补功效，常用于虚劳咳嗽和津伤肠燥便秘。

古籍说法

《本草纲目》："杏仁能散能降，故解肌散风、降气润燥、消积治伤损药中用之。"

《现代实用中药》："有滋润性，内服具轻泻作用，并有滋补之效。"

药材选料

本品为蔷薇科植物杏或山杏的部分栽培种味甘甜的成熟种子。以颗粒均匀、形大饱满、肥厚清甜、不发油者为佳。甜杏仁与苦杏仁功效相似，而药力较缓，且无毒，食用起来更加安全可口。如果想冲服或制作糕点，也可直接购买甜杏仁粉。

 甜杏仁

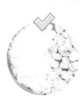 甜杏仁粉

常用搭配

甜杏仁可单用，或与核桃仁、火麻仁、松子仁、柏子仁、苏子、蜂蜜等其他润肠材料合用。

用法用量

可直接食用，或泡茶，煮粥或入丸、散。煎服用量在5～10克，煎时需打碎。

人群宜忌

适宜人群	不宜人群
✓ 肠燥津伤便秘者	✗ 大便溏泻、阴虚咳喘者忌用
✓ 虚劳咳嗽者及皮肤毛发不润泽者	

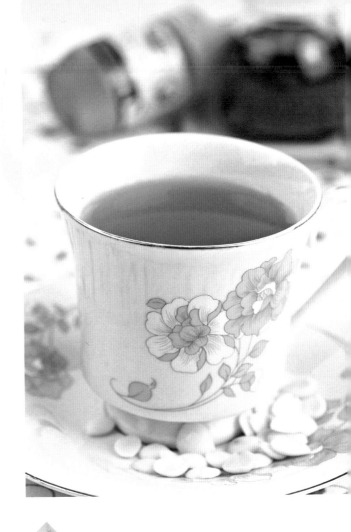

茶饮 杏仁蜂蜜饮

专家箴言

此饮润燥效果好，既可润肠燥，又可润肺燥，是治肠燥津伤便秘和肺燥咳嗽的良方。

宜忌

✓ 适合肠燥津伤便秘、肺燥咳嗽者。

✓ 毛发干枯不润、皮肤干燥瘙痒、面黑色斑多者宜饮。

✓ 秋、冬季尤宜饮用。

✗ 大便溏泻、阴虚咳喘者忌用。

材料

甜杏仁10克，蜂蜜15克。

做法

将甜杏仁捣碎，置于杯中，用沸水冲泡，盖闷15分钟，待晾温时，调入蜂蜜拌匀饮用。

用法

每日1剂，代茶频饮。

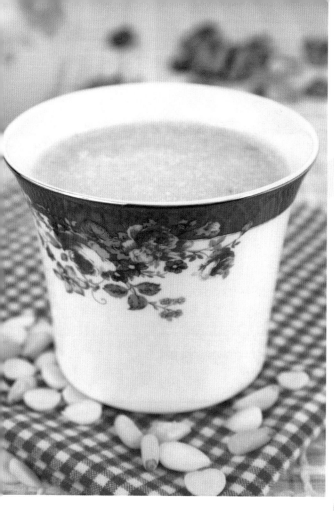

杏仁松子饮

材料

杏仁、核桃仁、松子仁各10克，蜂蜜适量。

做法

将杏仁、核桃仁、松子仁研磨成粉，加适量水，煮成稀糊状，倒入杯中，调入蜂蜜拌匀饮用。

用法

每日1剂，分2~3次饮用。

专家箴言

此饮甘润滑肠，润燥通便，益气养阴，常饮能改善便秘，抗衰老。

宜忌

✓ 适合体虚肠燥便秘者，兼有肺虚咳喘、肾虚早衰等症状者尤为适宜。

✓ 秋、冬季尤宜饮用。

✗ 大便溏泻者忌用。

✗ 肥胖多脂者不宜多饮。

茶饮

杏仁牛奶

材料

杏仁粉15克，桂花2克，牛奶200毫升。

调料

冰糖5克。

做法

将杏仁粉、桂花、冰糖放入杯中，冲入加热的牛奶，搅匀即成。

用法

每日早、晚空腹食用。

专家箴言

杏仁、牛奶都是润燥佳品，桂花生津、辟臭，合用可起到润肠生津、通便排毒的作用。

宜忌

☑ 适合津枯肠燥便秘者，兼有肺燥咳嗽、皮肤毛发不润、颜面黯黑、色斑多者更为适宜。

☑ 秋、冬季饮用更佳。

✖ 大便溏泻者不宜。

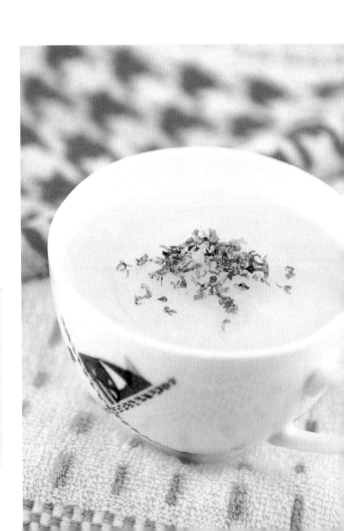

杏仁粥

材料

甜杏仁10克，粳米100克。

调料

冰糖适量。

做法

粳米淘洗干净后倒入锅中，加适量水烧开，放入甜杏仁和冰糖，小火煮30分钟即可。

用法

每日早晚分2次食用。

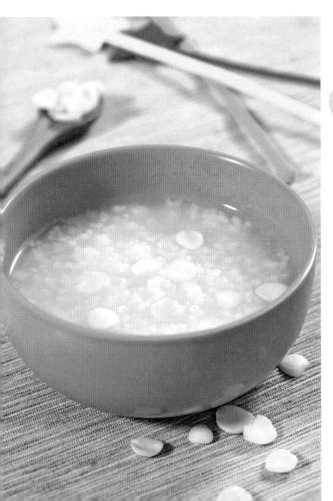

101

专家箴言

此方出自《食医心鉴》，是润肠通便、润肺止咳的良方。

宜忌

✓ 适合肠燥便秘、肺燥咳喘、皮肤毛发不润泽、色斑多者食用。

✓ 秋、冬季食用更宜。

✗ 大便溏泻、阴虚咳喘者不宜。

杏仁核桃粥

材料

杏仁、核桃仁各20克，粳米100克。

做法

粳米淘洗干净后倒入锅中，加适量水烧开，放入杏仁和核桃仁，小火煮30分钟即可。

用法

每日早、晚随餐食用。

专家箴言

此粥润肠通便、止咳平喘、益气补肾，常食可促进排毒，延缓衰老。

宜忌

✓ 适合肠燥大便秘结、习惯性便秘者，兼有肺燥咳嗽、腰膝酸软、健忘、早衰者更为适宜。

✓ 秋、冬季食用尤宜。

✗ 大便溏泻者不宜。

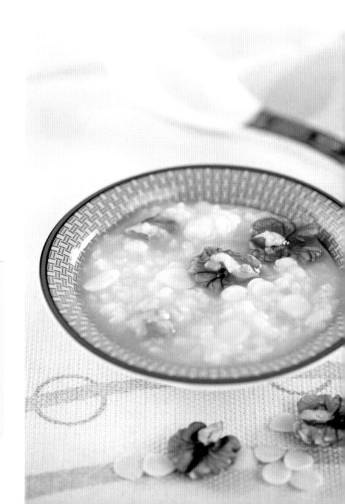

杏仁豆腐

材料

杏仁粉50克，牛奶500毫升，琼脂15克。

调料

糖桂花20克。

做法

1 将琼脂剪碎，用温水浸泡至变软。
2 将杏仁粉倒入奶锅，加牛奶搅匀，上火煮沸，放入琼脂煮化，离火晾温。
3 倒入容器后放入冰箱，至凝结成冻状，取出切成丁，浇上糖桂花即可。

用法

每日早、晚食用。

专家箴言

此菜可生津润燥，常用于肠燥便秘、肺燥咳嗽等症，也是美容养颜佳品。

宜忌

✓ 适合肠燥大便秘结、津干燥咳者多吃。
✓ 体质虚弱、皮肤色素沉着、干燥不润者宜食。
✓ 夏、秋季食用尤宜。

✗ 腹泻、便溏者不宜多吃。

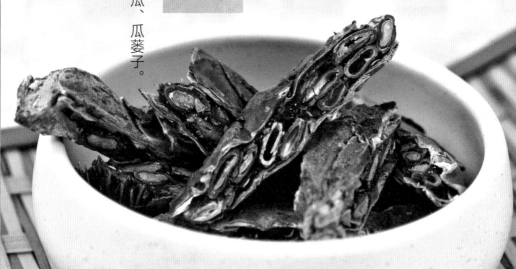

润肠通便药

瓜蒌

别名 栝楼、栝楼实、药瓜、瓜蒌子。

性味 味甘、微苦，性寒。

归经 归肺、胃、大肠经。

专家箴言

瓜蒌除了有清热化痰、宽胸散结的作用外，也是润肠通便的良药，尤其是瓜蒌仁的润肠功效更为显著，常用于肠燥便秘、肠痈等。

古籍说法

《本草纲目》："润肺燥，降火，治咳嗽，涤痰结，利咽喉，止消渴，利大肠消痈肿疮毒。"

药材选料

本品为葫芦科植物栝楼或双边栝楼的干燥成熟果实。入药有全瓜蒌、瓜蒌皮、瓜蒌仁之分。瓜蒌皮重在清热化痰，宽胸理气；瓜蒌仁重在润燥化痰，润肠通便；全瓜蒌则兼有瓜蒌皮和瓜蒌仁的功效。所以，用于通肠时宜选瓜蒌仁或全瓜蒌。

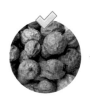 全瓜蒌　　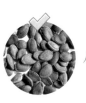 瓜蒌仁

常用搭配

瓜蒌可单用，用于肠燥便秘时，也常与火麻仁、郁李仁、生地黄等搭配使用，润肠通便的效果更好。

用法用量

瓜蒌可煎汤泡饮，煮粥或入丸、散。煎服，全瓜蒌10~20克，瓜蒌仁10～15克，用时打碎入煎。

人群宜忌

适宜人群	不宜人群
肠燥便秘、肠痈者 肺痈吐脓、痰热咳喘者 乳痈肿痛者、胸痹疼痛、痰热结胸者	本品甘寒而滑，脾虚便溏者及寒痰、湿痰证者忌用

茶饮

瓜蒌蜜饮

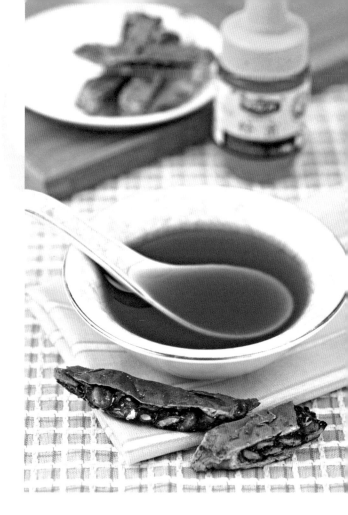

专家箴言

此方有润肠消痈、清肺润燥、化痰止咳的作用，对肠燥便秘、热嗽不止均有疗效。

宜忌

✔ 适合肠燥便秘、肠痈腹痛、肺热咳嗽、痰多者。

✔ 四季皆宜服用。

✖ 脾虚便溏及有寒痰、湿痰者不宜。

✖ 糖尿病患者不宜。

材料

蜜制瓜蒌15克，蜂蜜30克。

做法

将蜜制瓜蒌放入锅中，加适量水煎汁，过滤后取汤汁200毫升，加入蜂蜜搅匀即可。

用法

每日1剂，不拘时饮用。

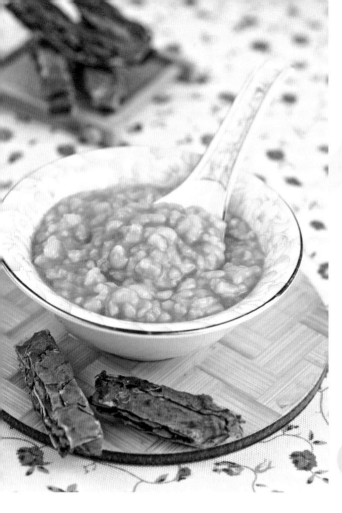

主食

瓜蒌粥

材料

蜜制瓜蒌15克，粳米100克。

调料

白糖适量。

做法

1 将蜜制瓜蒌加适量水煎取药汤。

2 过滤后的药汤入锅，加粳米煮成粥，食用时加白糖调味即可。

用法

每日1次，连食3~5天。

专家箴言

此粥有润肠通便、解毒散结、清热化痰，利气宽胸的作用，常用于肠痈、肺热咳嗽、肺痈、乳痈等症。

宜忌

✓ 适合肠燥便秘、肠痈腹痛、肺热咳痰、胸膈满闷、乳痈等症。

✓ 四季皆宜食用。

✗ 脾虚便溏及有寒痰、湿痰者不宜。

桃仁

别名 桃核仁。

性味 味苦、甘，性平，有小毒。

归经 归心、肝、大肠经。

专家箴言

桃仁有活血祛瘀、润肠通便、止咳平喘的功效。因其富含油脂，能润燥滑肠，所以常用于肠燥便秘。此外，桃仁也是治疗肺痈、肠痈、咳嗽气喘、瘀血阻滞的常用药。

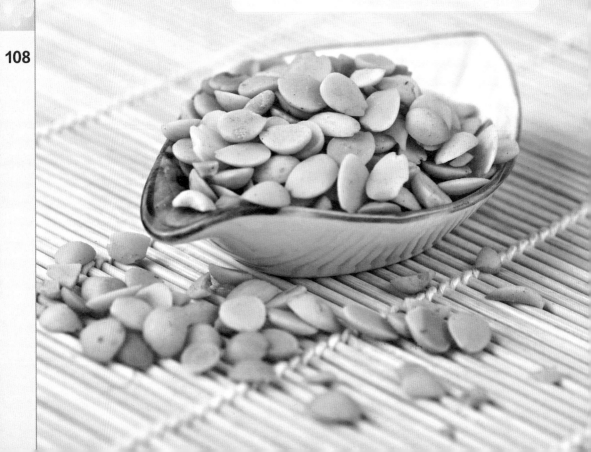

古籍说法

《珍珠囊》："治血结、血秘、血燥，通润大便，破蓄血。"

《药品化义》："桃仁，味苦能泻血热，体润能滋肠燥……入大肠，治血枯便闭，血燥便难，以其濡润凉血和血，有开结通滞之力。"

《本草备要》："通大便血秘，治热入血室……皮肤血热，燥养蓄血，发热如狂。"

药材选料

本品为蔷薇科植物桃或山桃的成熟种子。以颗粒均匀、饱满、整齐、种仁黄白色、不破碎者品质为佳。生用、炒用均可。

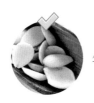
生桃仁

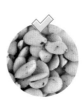
炒桃仁

常用搭配

桃仁可单用，用于肠燥便秘时，也常与当归、火麻仁、杏仁、瓜蒌仁同用。

用法用量

煎服宜捣碎用，用量在5～10克。桃仁有小毒，食用过量会出现中枢神经的损害，出现头晕、头痛、呕吐、心悸、烦躁不安，严重者会引起神志不清、抽搐、呼吸麻痹而危及生命，所以，一定要注意控制好用量。

人群宜忌

适宜人群	不宜人群
✓ 肠燥便秘者	✗ 血虚、便溏者慎用
✓ 肺痈、肠痈、瘀血腹痛、咳嗽气喘者	✗ 孕妇、儿童忌用

桃仁粥

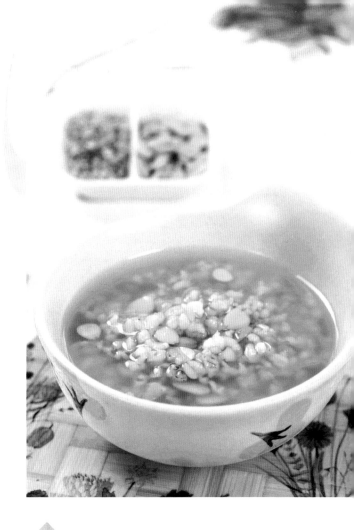

专家箴言

此粥可破血行瘀，润燥滑肠，常用于肠燥便秘、瘀血腹痛、心脑血管病等症。

宜忌

✓ 适合肠燥便秘、肠痈腹痛、肺痈、瘀血腹痛、心脑血管病者。

✓ 四季皆宜食用。

✗ 血虚、便溏者慎用。

✗ 孕妇、儿童忌用。

材料

桃仁20克，糙米100克。

调料

白糖适量。

做法

锅中放入捣碎的桃仁和淘洗好的粳米，加适量水，上火烧开后改小火煮40分钟至粥成，调入白糖食用。

用法

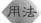

随早餐食用。

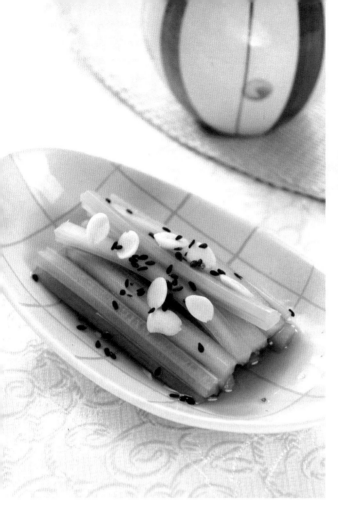

菜肴

桃仁芝麻拌西芹

材料

桃仁15克，熟黑芝麻5克，西芹200克。

调料

米醋、生抽各10克，香油适量。

做法

将西芹择洗干净，切长条，焯熟后装盘，撒上黑芝麻和煮熟的桃仁，淋上米醋、生抽、香油即可。

用法

随餐食用。

专家箴言

此菜有润燥生津、养阴清热、通肠排毒的功效。

宜忌

✓ 适合肠燥便秘，兼有津干口渴、心烦失眠、燥咳者尤宜。

✓ 四季皆宜食用。

✗ 血虚、便溏者慎用。

✗ 孕妇、儿童忌用。

润肠通便药

郁李仁

别名 小李仁、大李仁、郁子、郁里仁、李仁肉。

性味 味辛、苦、甘，性平。

归经 归脾、大肠、小肠经。

本草一味清肠毒

112

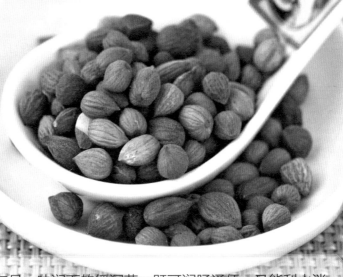

专家箴言

郁李仁是一味润下的缓泻药，既可润肠通便，又能利水消肿。其质润多脂，润中兼可行大肠气滞，多用于大肠气滞、津枯肠燥便秘。但郁李仁多作为救急用，不宜长期大量服用。

古籍说法

《用药法象》："专治大肠气滞，燥湿润不通。"

《本草经疏》："郁李仁，性专降下，善导大肠燥结，利周身水气，然而下后多令人津液亏损，燥结愈甚，乃治标救急之药。"

药材选料

本品为蔷薇科植物欧李、郁李或长柄扁桃的干燥成熟种子。前二种习称"小李仁"，后一种习称"大李仁"，均可选用，一般去皮捣碎后生用。以颗粒饱满、淡黄白色、整齐不碎、不出油、无核壳者为佳。蜜制郁李仁可增强润肠效果，减小毒性。

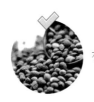 郁李仁

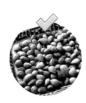 蜜制郁李仁

常用搭配

郁李仁可单用，也常与火麻仁、瓜蒌仁、柏子仁、杏仁等润肠药同用。

用法用量

可煎汤，入粥，也可制膏、丸、散等。煎服用量在6～12克。郁李仁生用有一定毒性，应至少煎煮30分钟以上，以减轻毒性。郁李仁不宜多用、久用，否则易导致恶心呕吐、呼吸困难等中毒反应，且易引起津液亏损，反而加重燥结。

人群宜忌

适宜人群	不宜人群
大肠气滞、津枯肠燥、腹胀便秘者及产后肠胃燥热、大便秘涩者	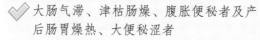大便不实者及孕妇慎用
水肿胀满、小便不利及脚气浮肿者	

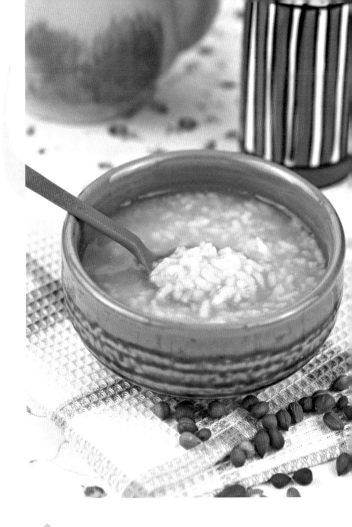

郁李仁粥

主食

专家箴言

此粥可利水消肿，润肠通便，常用于便秘、水肿、腹部胀满不畅。

宜忌

✓ 适合津枯肠燥、大肠气滞腹痛、大便秘涩、水肿、脘腹胀闷者。

✓ 四季皆宜食用。

✗ 阴液不足、便溏者及孕妇慎服。

材料

郁李仁10克，粳米100克。

做法

先将郁李仁捣碎，加适量水煎煮，滤渣留汤，再倒入淘洗好的粳米煮至粥成。

用法

每日早、晚温热食用。

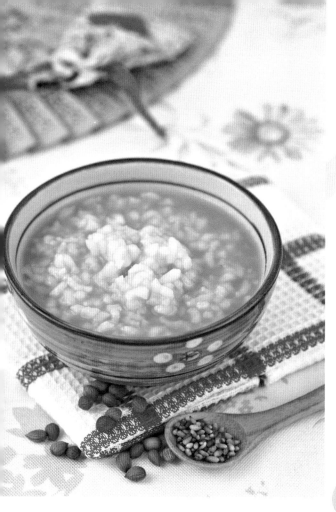

主食

柏仁李仁粥

专家箴言

此粥可润肠通便，养心安神，利水消肿，可用于慢性便秘的食疗调养。

材料

郁李仁、柏子仁各10克，粳米100克。

调料

蜂蜜20克。

做法

将郁李仁、柏子仁捣碎，加适量水煎煮，滤渣留汤，倒入淘洗好的粳米煮至粥成，晾温后调入蜂蜜食用。

用法

每日分2次食用。

宜忌

✓ 适合慢性便秘者，尤其是兼有心悸失眠、健忘、小便不利、水肿腹满等症者最宜食用。

✓ 秋、冬季食用更宜。

✗ 阴液不足、便溏者及孕妇慎服。

当归

别名 秦归、云归、西当归。

性味 味甘、辛，性温。

归经 归肝、心、脾经。

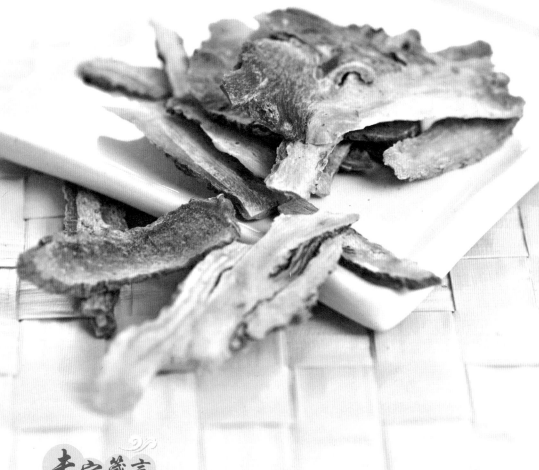

专家藏言

当归可补血调经，活血止痛，润肠通便。适合因血虚肠燥引起的便秘，兼能补益气血，对改善老人、妇女体虚便秘尤为有益。

古籍说法

《本草纲目》："治头痛，心腹诸痛，润肠胃、筋骨、皮肤，治痈疽，排脓止痛，和血补血。"

《本草备要》："润燥滑肠。"

药材选料

本品为伞形科植物当归的根。以主根大、身长、支根少、断面黄白色、气味浓厚者为佳。全当归根略呈圆柱形，根上端称"归头"，善止血；主根称"归身"，善补血；支根称"归尾"，善活络破血。用于血虚便秘时，宜用归身或全当归。

当归身

全当归

当归尾

常用搭配

用于血虚便秘时，当归既可单用，也可搭配肉苁蓉等药材。

用法用量

可泡饮，浸酒，煮粥及制作汤羹，或入丸、散。煎服用量在5～15克。

人群宜忌

适宜人群	不宜人群
✅ 血虚所致的肠燥便秘者，兼有气血虚弱者最宜 ✅ 血虚萎黄、眩晕心悸、月经不调、经闭痛经、虚寒腹痛者 ✅ 风湿痹痛、跌扑损伤、痈疽疮疡者	❌ 湿阻中满及大便溏泄者慎服

茶饮

归芪饮

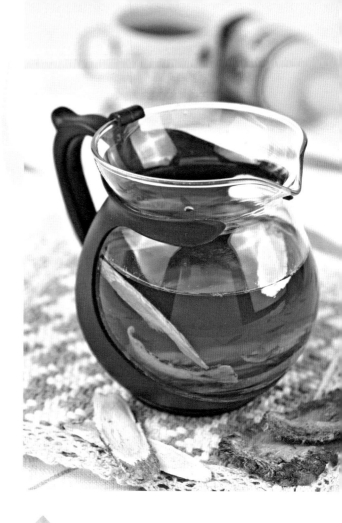

专家箴言

此饮可补益气血，对女性血虚肠燥便秘有良好的食疗效果。

宜忌

✓ 适合气血虚弱所致的肠燥便秘者，兼有贫血、面色萎黄、月经不调、痛经、虚寒腹痛的女性尤为适宜。

✓ 四季皆宜饮用。

✗ 湿阻中满及大便溏泄者慎服。

材料

当归、黄芪各10克。

调料

蜂蜜适量。

做法

将当归、黄芪一起放入锅中，加适量水煎煮30分钟，滤渣取汤，倒入杯中，待晾温后加入蜂蜜即可饮用。

用法

每日1剂，分2~3次饮用。连服1周。

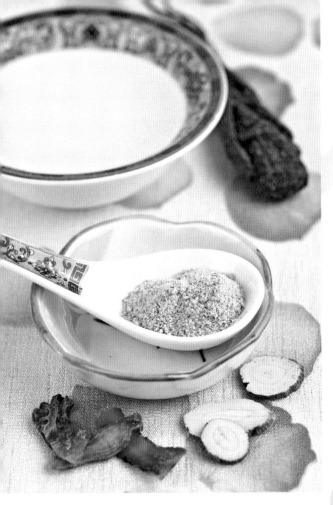

散剂

当归白芷散

专家箴言

此方源自《圣济总录》，主治大便不通，也是女性润肤养颜的良方。

材料

当归、白芷各150克。

做法

1 将当归、白芷一起研为末，混匀，盛入密封容器保存。
2 每次取10克散末，以米汤调匀送服。

用法

每日1次。

宜忌

✓ 适合血虚肠燥便秘，兼有血虚萎黄、皮肤干枯无华、瘙痒者尤宜。
✓ 四季皆宜饮用。

✗ 湿阻中满、大便溏泄、血热者慎服。

当归糙米粥

材料

当归15克，糙米100克。

调料

蜂蜜适量。

做法

将当归放入锅中，加适量水煎煮30分钟，滤渣留汤，倒入糙米煮至粥成，调入蜂蜜即可食用。

用法

随餐食用。

专家箴言

此粥补血活血，润燥通肠，是血虚便秘、肌肤失养者的保健食疗品。

宜忌

✓ 适合血虚肠燥便秘者，兼有血虚萎黄、皮肤失养、色斑多、干皱瘙痒等症状者更宜。

✓ 四季皆宜食用。

✗ 湿阻中满及大便溏泄者慎服。

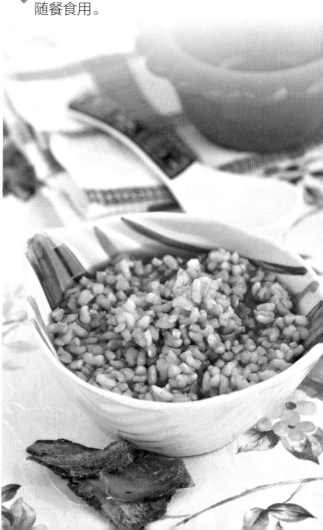

当归红枣木耳汤

◆ **材料**

当归、红枣各 15 克，水发黑木耳 50 克。

◆ **调料**

白糖适量。

◆ **做法**

将当归放入调料袋，与劈破、去核的红枣和水发黑木耳一起放入锅中，加适量水，煮30分钟，取出调料袋，加入白糖调味即可。

◆ **用法**

每日1次，空腹食用。

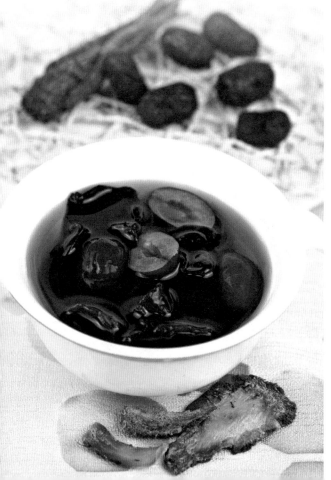

专家箴言

此汤可补血活血、通便排毒，适用于血虚便秘、月经不调等。

◆ **宜忌**

☑ 适合女性血虚便秘，兼有月经不调、痛经、经闭、虚寒腹痛者食用。

☑ 四季皆宜食用。

✖ 湿阻中满及大便溏泄者慎服。

润肠通便药

柏子仁

别名　柏实、柏子、柏仁、侧柏子。

性味　味甘，性平。

归经　归心、肾、大肠经。

专家箴言

柏子仁有养心安神、润肠通便的功效，其质润多脂，尤其对阴虚血亏以及老年、产后等肠燥便秘效果较好，并对兼有虚烦、心悸、失眠等症状者有良效。

古籍说法

《本草纲目》:"养心气,润肾燥,安魂定魄,益智宁神。""柏子仁性平而不寒不燥,味甘而补,辛而能润,其气清香,能透心肾,益脾胃。"

药材选料

本品为柏科植物侧柏的种仁。一般为生用,以粒饱满、黄白色、油性大而不泛油、无皮壳杂质者为佳,劣质柏子仁多为种仁干瘪、色深杂乱、皮壳及沙砾多者。柏子仁用于心悸失眠宜炒用,用于肠燥便秘宜生用。

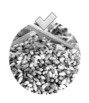 优质柏子仁　　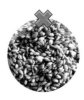 劣质柏子仁

常用搭配

用于肠燥便秘时,柏子仁既可单用,也常与郁李仁、火麻仁、松子仁、杏仁等其他润肠通便药同用。

用法用量

可煎汤,煮粥或入丸、散。煎服用量在10~20克。

123

人群宜忌

适宜人群	不宜人群
阴虚血亏、肠燥便秘、肠风下血者,尤其是老年及妇女产后便秘者更宜 心神失养、心悸怔忡、虚烦不眠、头晕健忘、梦遗、阴虚盗汗、容颜早衰者	✖ 肠滑便溏及多痰者忌服

柏子仁蜜茶

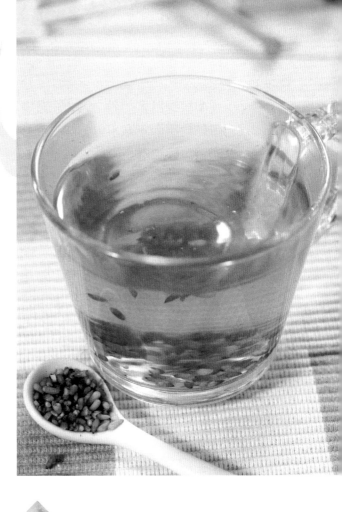

专家箴言

此茶有养心安神、益智、润肠的功效，可用于肠燥便秘、心悸失眠。

宜忌

✓ 适合老年人及妇女产后肠燥便秘者，兼有血虚心悸、失眠、盗汗者更宜。

✓ 四季皆宜饮用。

✗ 肠滑便溏及多痰者忌服。

材料

柏子仁15克。

做法

将柏子仁捣碎或研碎，放入杯中，冲入沸水，盖闷15分钟后即可饮用。

用法

每日1剂，代茶频饮，失眠者晚餐后饮用更好。

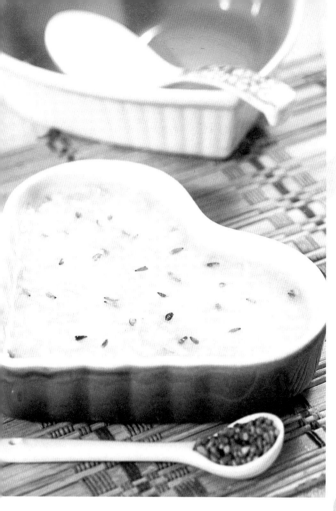

主食

柏子仁粥

材料

柏子仁15克，粳米100克。

调料

蜂蜜适量。

做法

将柏子仁洗净，捣碎后同粳米一起放入锅中，加适量水，煮至成粥，晾温后加蜂蜜即可。

用法

每日早、晚分2次温热食用。

专家箴言

此粥有养心安神、润肠通便的功效，是肠燥便秘兼有心悸失眠症者的食疗良方。

宜忌

✓ 适合阴血耗损亏虚所致的肠燥便秘者，兼有失眠、心悸症状者尤为适宜。

✓ 四季皆宜食用。

✗ 肠滑便溏及多痰者忌服。

主食

三仁粥

材料

柏子仁、火麻仁、松子仁各10克，粳米100克。

调料

白糖适量。

做法

将柏子仁、火麻仁、松子仁捣碎，同淘洗好的粳米一起放入锅中，加适量水，煮至粥成，加入白糖拌匀即可。

用法

随餐食用。

专家箴言

《本草撮要》中说柏子仁"得松子、麻仁，治老人虚秘"。

宜忌

✓ 适合体虚肠燥便秘，尤其是兼有肾虚症状的老年人，食疗效果更好。

✓ 秋、冬季食用更佳。

✗ 肠滑便溏、腹泻及多痰者忌服。

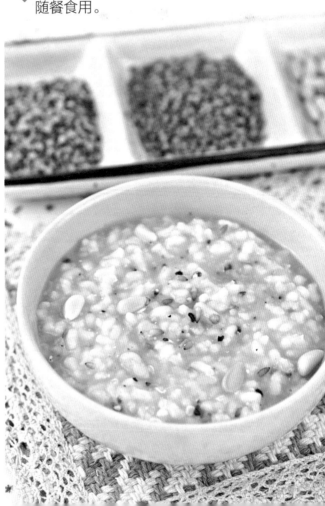

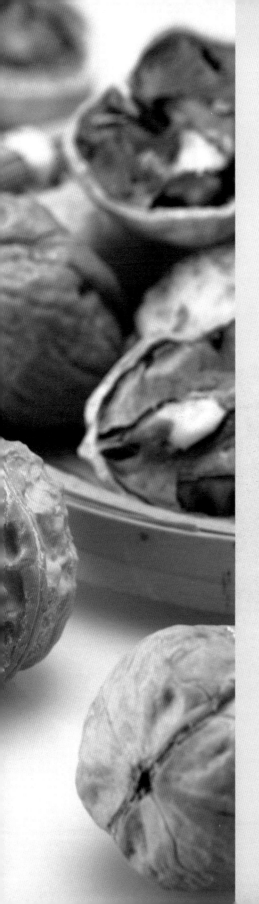

补肾通便药

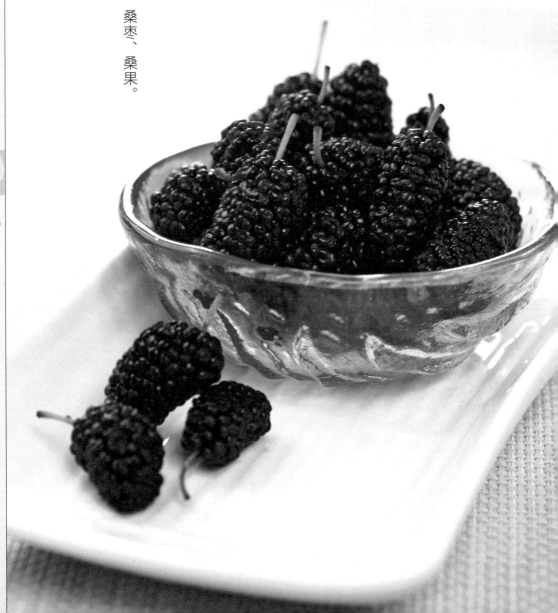

补肾通便药

桑椹

别名 葚、桑实、黑椹、桑葚子、桑枣、桑果。

性味 味甘、酸，性寒。

归经 归肝、肺、肾经。

专家箴言

桑椹可滋阴补血，生津润燥，润肠通便，特别适合阴血亏虚所致的肠燥便秘者食用，常服、久服可延缓衰老、延年益寿。

古籍说法

《本草经疏》："为凉血补血益阴之药。"

《随息居饮食谱》："滋肝肾，充血液，祛风湿，健步履，息虚风，清虚火。"

药材选料

桑椹为桑的果穗。以个大、肉厚、紫红或紫黑色、糖性大、味微酸甜、质油润者为佳。鲜桑椹、干桑椹均可选择。

优质鲜桑椹　　　　优质干桑椹　　　　劣质干桑椹

常用搭配

单独食用鲜桑椹即有效，也常与何首乌、核桃仁、黑芝麻等同用，以加强润肠通便的效果。

用法用量

适合生食或熬蜜膏常服，也适合泡茶，泡酒及制成粥、羹、酱食用。一般干品用量为10～15克，鲜品可达30克。常服、久服安全又有效。

人群宜忌

适宜人群	不宜人群
阴血亏虚所致大便秘结、习惯性便秘者，老年人尤宜	✖本品性寒，脾虚腹泻便溏者勿用
遗精、盗汗、目暗不明、眩晕耳鸣、心悸失眠、健忘、须发早白、津伤口渴、内热消渴者	

茶饮

桑椹饮

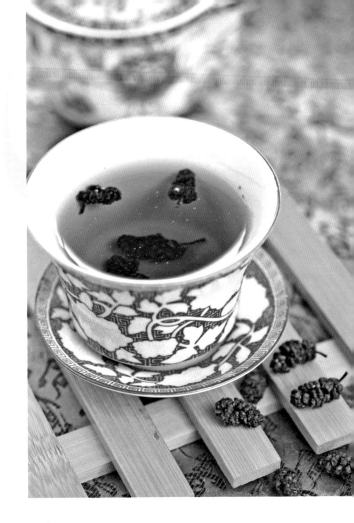

 专家箴言

此茶滋阴润燥，益肝补肾，适用于血虚肠燥便秘，也是抗衰老的保健茶。

宜忌

✓ 适合阴虚血亏肠燥、习惯性便秘者，老年人常饮还可延缓衰老。

✓ 兼有精力不济、须发早白、失眠健忘、眼睛干涩、免疫力低下者均宜。

✓ 四季皆宜饮用。

✗ 虚寒腹泻、便溏者不宜。

材料

干桑椹9~15克。

做法

将干桑椹放入杯中，冲入沸水，加盖闷泡15分钟即可饮用。

用法

每日1剂，可多次冲泡，代茶频饮。

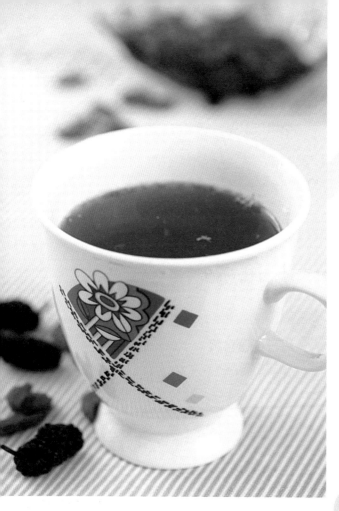

桑椹枸杞饮

材料

鲜桑椹100克，枸杞子10克。

做法

鲜桑椹去蒂，洗净；枸杞子泡软。二者一同放入打汁机中，加适量水，搅打成汁，倒入杯中即成。

用法

两餐之间空腹饮用。

专家箴言

此茶养肝肾，益精血，通肠道，并能增强人体排毒能力，提高免疫力。

宜忌

✓ 适合阴血亏虚、肠燥便秘，兼有疲乏劳倦、头晕眼花、视力及脑力下降、免疫力差者常饮。

✓ 四季皆宜饮用。

✗ 脾虚腹泻、便溏者不宜。

膏方 桑椹蜜膏

材料

桑椹250克,蜂蜜100克。

做法

1 桑椹洗净,放入锅内,加适量水,煎汁,过滤去渣,取汁。

2 加入蜂蜜,小火熬成膏,用密封容器收贮存放即可。

用法

每日任意含服。

专家箴言

常服此膏能滋阴润燥,补益肝肾,乌须发,明目,通肠道,抗衰老。

宜忌

✓ 适合血虚津枯、大便秘结、虚烦口渴、头晕目眩、眼睛干涩者常服,老年体虚便秘者尤宜。

✓ 四季皆宜食用。

✗ 虚寒腹泻、便溏者不宜。

✗ 糖尿病患者不宜。

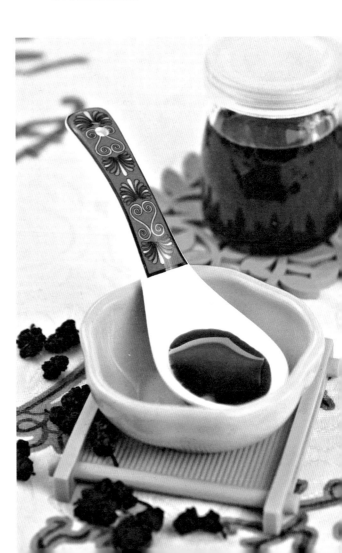

材料

桑椹15克（鲜品30克），粳米100克。

做法

将洗净的桑椹和淘洗好的粳米一起放入砂锅内，加适量水烧开，撇去浮沫，改小火煮30分钟，至粥成即可。

用法

每日早、晚分2次温热食用。

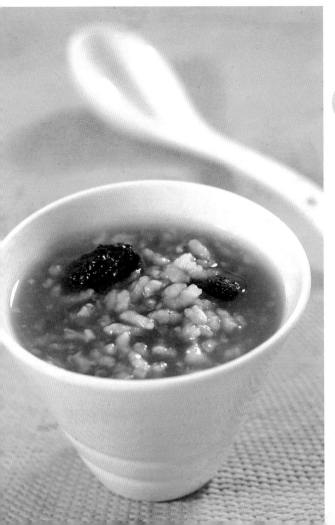

专家箴言

此粥有补益肝肾、养血填精、生津润燥的作用，阴血亏虚、肠燥便秘者可常食。

宜忌

✓ 适合肝肾阴亏所致的肠燥便秘、眩晕耳鸣、失眠健忘、须发早白、眼目昏花者食用。

✓ 四季皆宜食用。

✗ 脾虚腹泻、便溏者不宜。

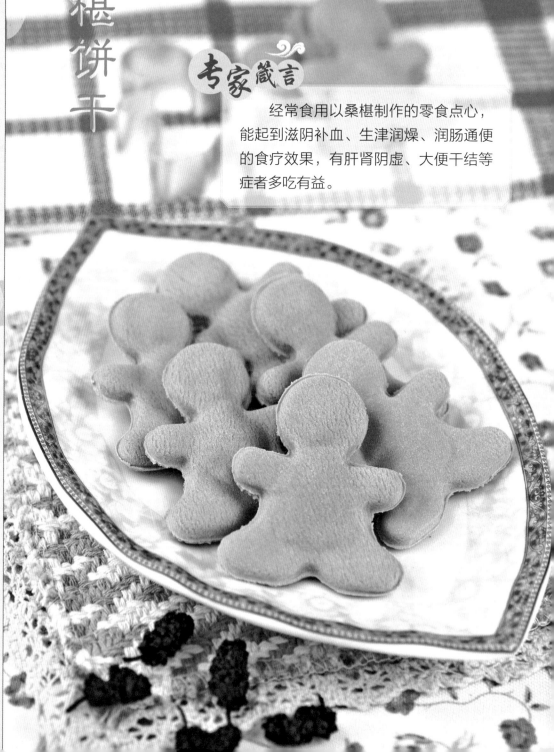

主食

桑椹饼干

专家箴言

　　经常食用以桑椹制作的零食点心，能起到滋阴补血、生津润燥、润肠通便的食疗效果，有肝肾阴虚、大便干结等症者多吃有益。

材料 ———————————————

桑椹50克，面粉250克。

调料 ———————————————

白糖30克。

做法 ———————————————

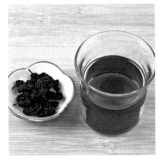 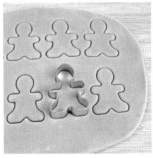 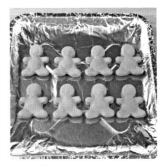

1 将桑椹放锅内，加适量水，用小火熬煮20分钟，滤渣取汁。

2 把白糖与面粉混匀，用药汁揉和成面团后擀成薄饼，用模具刻出饼干生坯。

3 把饼干生坯码在烤盘上，放入预热的烤箱，温度180℃，上、下两面各烤20分钟即成。

135

用法 ———————————————

每日1次，可常食。

宜忌 ———————————————

✓ 适合阴血亏虚所致的大便秘结、习惯性便秘者。

✓ 老年人便秘，兼有遗精、盗汗、目暗不明、眩晕耳鸣、心悸失眠、健忘、须发早白等肾虚症状者尤宜常吃，小儿便秘者也宜食用。

✓ 四季皆宜食用。

✗ 脾虚腹泻、便溏者不宜。

桑椹果酱

专家箴言

将鲜桑椹制作成果酱，不仅甘甜可口，还是润肠燥、促排毒、养肝肾、抗衰老的保健佳品。老少皆宜，居家不妨常备。

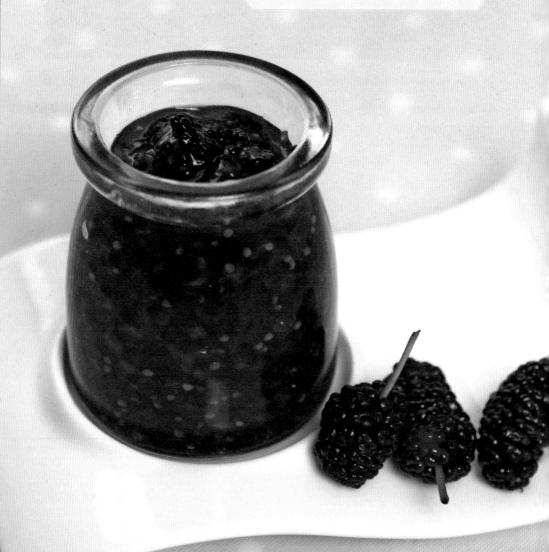

◆ 材料
　　鲜桑椹500克，柠檬半个。

◆ 调料
　　冰糖100克。

◆ 做法

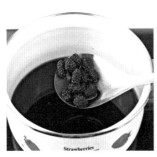 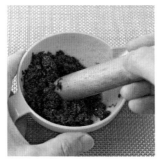 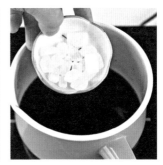

1 将鲜桑椹择洗干净，倒入煮锅中，加少许水，煮软。

2 捞出桑椹，捣烂，再放回锅中。

3 放入冰糖，挤入柠檬汁，小火煮至浓稠成酱，趁热装入瓶中，密封保存。

◆ 用法
　　可调配饮料、酸奶食用，也可佐餐食用，如抹在面包、馒头上，调拌在粥、饭中等，用法随意多样。

◆ 宜忌

✓ 适合血虚津枯、大便秘结、习惯性便秘者，老人、儿童便秘者均宜常食。

✓ 高血压、高脂血症、糖尿病、肝病、视力及脑力下降、眩晕耳鸣、心悸失眠、须发早白、免疫力低下者也宜食用。

✓ 春、夏季鲜桑椹上市时食用最宜。

✖ 脾虚腹泻、便溏者不宜。

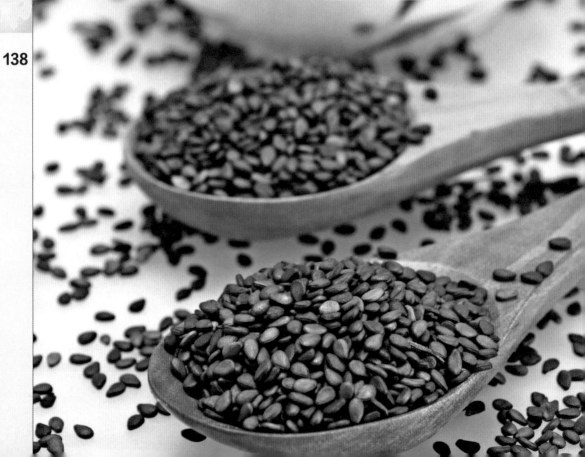

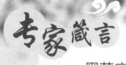

补肾通便药

黑芝麻

别名　胡麻、油麻、黑脂麻、巨胜。

性味　味甘，性平。

归经　归肝、肾、大肠经。

专家箴言

　　黑芝麻可补肝肾，益精血，润肠燥。其富含油脂，常用于精血亏虚所致的肠燥便秘等症，也是美容养颜、延年益寿的佳品。

古籍说法

《本草备要》："补肝肾，润五脏，滑肠。"

药材选料

黑芝麻为脂麻科植物脂麻的种子。以种粒饱满、表面黑亮、富有油性、气微、味甘、有油香气者为佳。最好买熟芝麻，如果买了生芝麻，直接吃肠胃不容易吸收，回家还要自行炒熟再用，比较麻烦。也可以购买磨碎的黑芝麻粉或糊，因为芝麻破皮磨碎后才能发挥最佳功效。如果黑芝麻的颜色过于一致，没有深浅差别，乌黑而不亮泽、有机油味的，可能是染色的黑芝麻，购买时要小心。

优质的熟黑芝麻　　　　黑芝麻粉　　　　染色的黑芝麻

常用搭配

黑芝麻可单用，也常与核桃仁、肉苁蓉、火麻仁等同用。

用法用量

除了直接食用外，还常用于制作羹、膏、丸、散，或磨粉入面、粥、饭等。煎服用量为10～15克。

人群宜忌

适宜人群	不宜人群
✓ 精亏血虚所致的肠燥便秘、习惯性便秘者	✗ 大便溏泄者不宜
✓ 肝肾亏虚所致头晕眼花、耳鸣耳聋、失眠健忘、骨质疏松、四肢乏力、须发早白、毛发干枯、皮肤干皱者	

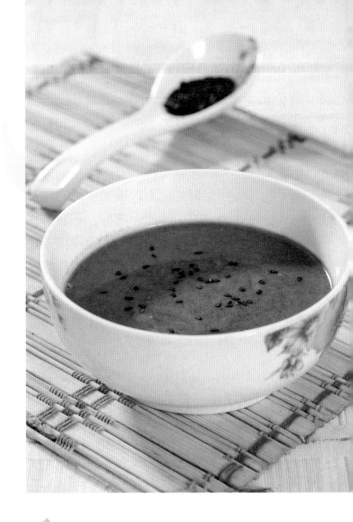

茶饮

黑芝麻糊饮

专家箴言

此饮能润肠燥，养阴血，美肌肤，乌须发，滋补又排毒，老少皆宜。

宜忌

✓ 适合阴血亏虚所致的肠燥便秘者，兼有消瘦乏力、四肢痿软、头晕眼花、失眠健忘、须发早白、皮肤失养者更宜常食。

✓ 秋、冬季食用更宜。

✗ 大便溏泻者不宜。

材料

黑芝麻粉30克。

调料

白糖、淀粉各15克。

做法

将黑芝麻粉、白糖放入煮锅，加入温水搅匀，煮沸，勾芡成糊状即可。

用法

每日早、晚空腹食用。

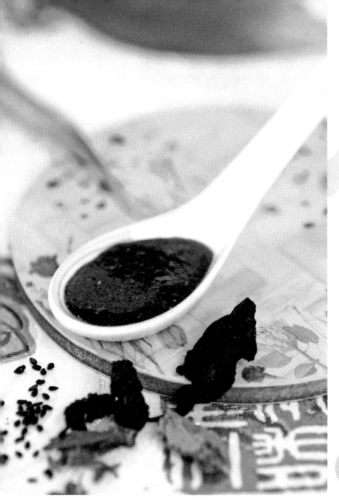

膏方

芝麻桑椹膏

专家箴言

此膏能清热养阴，补益肝肾，抗老防衰，常用于肠燥便秘、须发早白、体虚乏力等。

材料

黑芝麻100克，桑椹、生地黄、桑叶各50克，蜂蜜适量。

做法

1 将黑芝麻、桑椹、生地黄、桑叶共研成粉末，装瓶保存。
2 每次取15克粉末，用蜂蜜调匀，徐徐含化下咽，或用白开水送服。

用法

每日1次，空腹服用。

宜忌

✓ 适合阴虚血亏所致的大便秘结、须发早白、皮肤干皱、头晕耳鸣、视力下降、脑力衰退者，老年体虚者最宜。

✓ 四季皆宜服用。

✗ 大便溏泻者不宜。

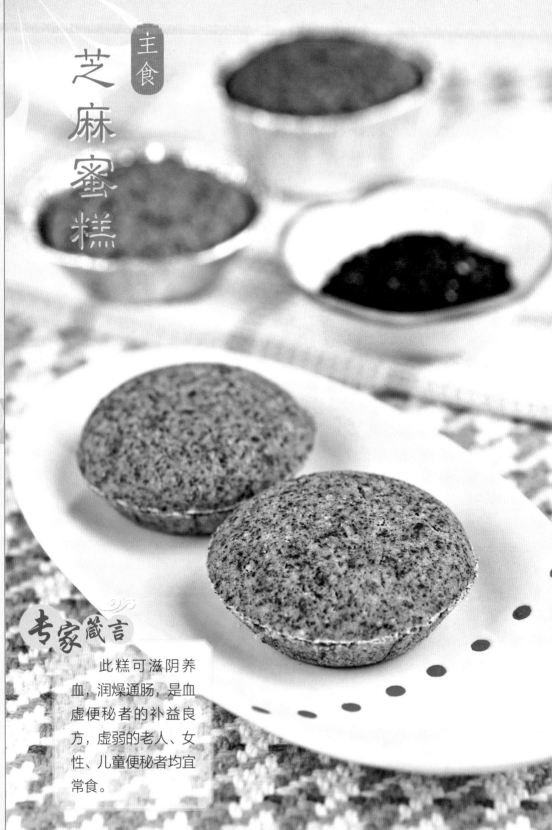

芝麻蜜糕

专家箴言

　　此糕可滋阴养血，润燥通肠，是血虚便秘者的补益良方，虚弱的老人、女性、儿童便秘者均宜常食。

材料

黑芝麻50克，蜂蜜50克，玉米粉100克，白面100克，鸡蛋1个，泡打粉适量。

做法

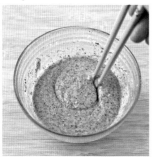 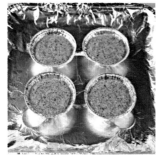 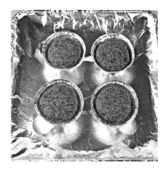

1 先将黑芝麻炒香研碎，和其他材料一起放入盆中，用水搅打成稠糊状。

2 将芝麻面粉糊倒入蛋糕模具中，再把蛋糕模具码入烤盘，静置15分钟。

3 将烤盘放入预热的烤箱，温度180℃，上、下两面烤20分钟即成。

用法

作主食，随餐食用。

宜忌

✓ 适合阴血亏虚所致的贫血、血虚便秘、消瘦乏力、皮肤不润、毛发不荣、筋骨不健者，尤其是体虚的老人、女性、儿童更宜常食。

✓ 四季皆可，秋、冬季食用更佳。

✕ 大便溏泻者不宜。

主食

芝麻糙米粥

材料

黑芝麻15克，糙米100克。

调料

白糖适量。

做法

先将糙米淘洗干净，倒入锅中，加适量水煮25分钟，盛入碗中，再放入炒熟的黑芝麻和白糖，拌匀即成。

用法

每日早、晚随餐食用。

专家箴言

此粥能润肠燥，促进肠道蠕动，通肠排毒效果好，是养颜美肤的佳品。

宜忌

✓ 适合肠燥便秘、习惯性便秘者食用，兼有皮肤失养不润、干皱瘙痒、须发早白以及高血压、高脂血症者更为适宜。

✓ 秋、冬季食用更佳。

✗ 大便溏泻者不宜。

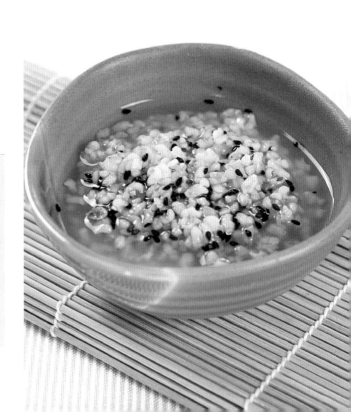

汤羹

芝麻杏仁羹

材料

黑芝麻粉、甜杏仁粉各15克。

调料

白糖、淀粉各适量。

做法

将黑芝麻粉、甜杏仁粉放入锅中，加适量水搅匀，加热煮沸后放入白糖，用淀粉勾芡成羹即可。

用法

每日1剂，作点心或加餐食用。

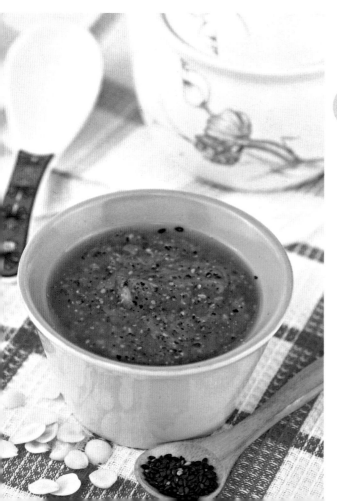

专家箴言

此羹有补肝益肾、润肠通便、润肺止咳、养颜美容的功效。

宜忌

✓ 适合血虚肠燥便秘、肺燥咳喘、皮肤干皱瘙痒、面色晦暗多斑、毛发干枯早白者常食。

✓ 秋、冬季食用更宜。

✗ 大便溏泻者不宜。

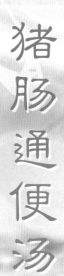

汤羹

猪肠通便汤

专家箴言

猪大肠有润燥、补虚、止渴止血的功效，搭配润肠通便的黑芝麻、肉苁蓉和止血的槐花，可起到补虚通肠的作用，常用于体虚肠燥、大便干结、痔疮、便血等症。

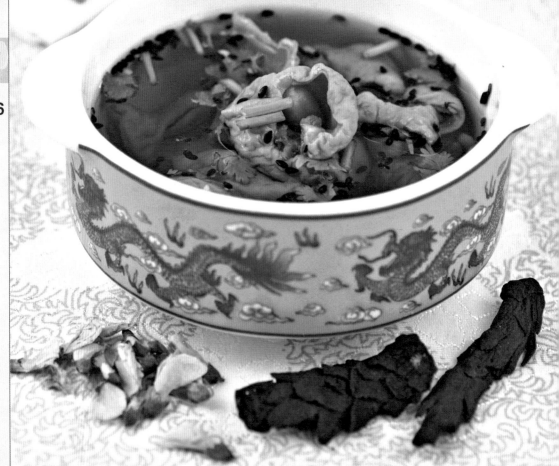

材料

猪大肠150克，炒黑芝麻15克，槐花5克，肉苁蓉10克。

调料

料酒、香菜末、香油、盐各适量。

做法

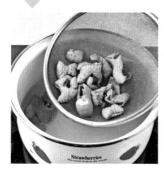

1 将猪大肠洗净，切成块，焯水备用。

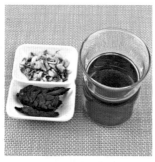

2 把槐花和肉苁蓉一起煎煮，滤渣取汁。

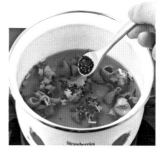

3 猪大肠放入锅内，加适量水煮沸，倒入煎汁、料酒，煮30分钟，加盐、香油调味，撒入香菜末和炒黑芝麻即成。

用法

随餐食用，每次适量，连服3日。

宜忌

✓ 适合体虚所致的肠燥便秘、大便干结者，兼有虚弱口渴、脱肛、痔疮（出血）、便血等症状者更为适宜。

✓ 四季皆可，秋、冬季更宜食用。

✗ 大便溏泻者不宜。

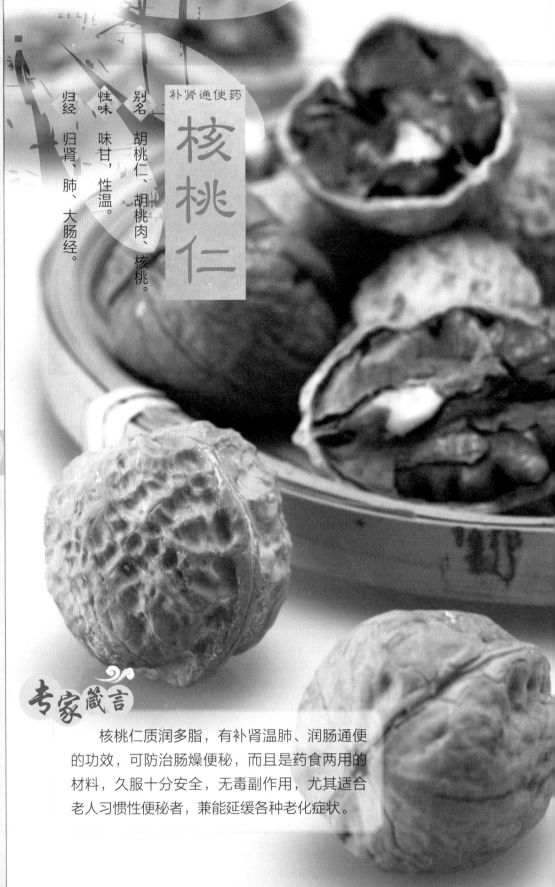

补肾通便药

核桃仁

别名　胡桃仁、胡桃肉、核桃。

性味　味甘，性温。

归经　归肾、肺、大肠经。

专家藏言

　　核桃仁质润多脂，有补肾温肺、润肠通便的功效，可防治肠燥便秘，而且是药食两用的材料，久服十分安全，无毒副作用，尤其适合老人习惯性便秘者，兼能延缓各种老化症状。

古籍说法

《本草纲目》："补气养血，润燥化痰，益命门，利三焦，温肺润肠，治虚寒喘嗽，腰脚重痛。"

《本草求真》："肉润则肺得滋而肠可补。"

《本草备要》："属水入肾，通命门，利三焦，温肺润肠，补气养血。"

药材选料

本品为胡桃的干燥成熟种子，生用或炒用均可。以果仁饱满、干燥、仁衣黄白、仁肉洁白、含油量高者为佳。如仁衣褐黄或泛油均为品质不佳；如仁肉黑褐、泛油黏手、有哈喇味、有白色霉点的，说明已经变质，不可再食用。

优质的核桃仁　　　　有霉点、长毛的核桃仁　　　发黑、生虫的核桃仁

常用搭配

核桃仁可单用，也常搭配火麻仁、肉苁蓉、当归、桑椹等润肠药材同用。

用法用量

核桃仁可入粥饭、羹汤，也可泡茶，熬膏，浸酒或入丸、散。煎服用量在10～30克。

人群宜忌

适宜人群	不宜人群
肠燥便秘、大便不通者，老年习惯性便秘者最宜 虚寒喘嗽、肾虚腰痛、腰膝酸软、阳痿、遗精、须发早白、脑力衰退者	阴虚火旺、痰热咳嗽及便溏者不宜

茶饮 双仁蜜奶

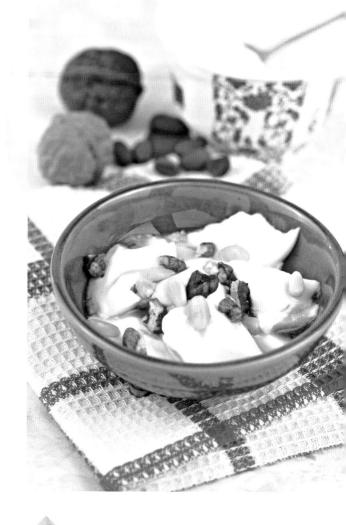

专家箴言

此方源自《食宪鸿秘》，可补肾，润燥，最宜阴虚便秘、年老体弱者。

宜忌

✓ 适合阴虚便秘、腰酸腿软、动则气短者，年老体弱者最宜，小儿体弱者也宜常食。

✓ 秋、冬季食用尤宜。

✗ 上火、痰热咳嗽及便溏者不宜。

材料

核桃仁、松子仁各10克，酸奶100克，蜂蜜适量。

做法

将松子仁、核桃仁捣碎，撒在酸奶里，调入蜂蜜食用。

用法

每日两餐之间空腹食用。

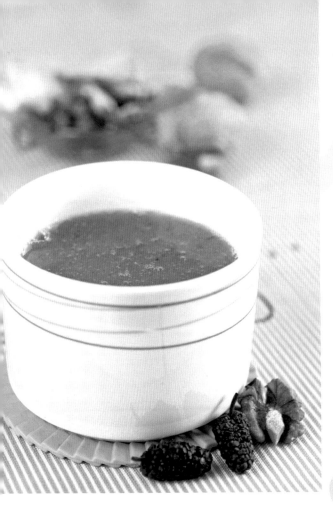

核桃桑椹饮

材料

核桃仁20克，鲜桑椹100克。

做法

将洗净的鲜桑椹、切碎的核桃仁一起放入打汁机中，加入适量水，搅打成汁即可饮用。

用法

每日早、晚空腹饮用。

专家箴言

此饮可养阴补血、润肠通便、健脑益智、益精明目、美容养颜、延年益寿。

宜忌

✓ 适合血虚津亏、肠燥便秘、头晕眼花、失眠健忘、阳痿遗精、皮肤干皱、毛发不荣者，老年体虚或脑萎缩者最宜。

✓ 四季皆宜饮用。

✗ 腹泻、便溏者不宜。

主食 核桃山楂粥

材料

核桃仁、鲜山楂各30克，小麦100克。

调料

白糖适量。

做法

鲜山楂去核，切片，同核桃仁、小麦一起放入锅中，加适量水，煮30分钟，加白糖调味即可。

用法

随餐食用。

专家箴言

此粥能润肠燥、化积滞、养肌肤、安心神，可用于便秘、虚烦等症。

宜忌

✓ 适合肠燥便秘、大便不通、习惯性便秘者，兼有心烦失眠、食积腹胀者更宜。

✓ 四季皆宜食用。

✗ 泄泻、便溏者不宜。

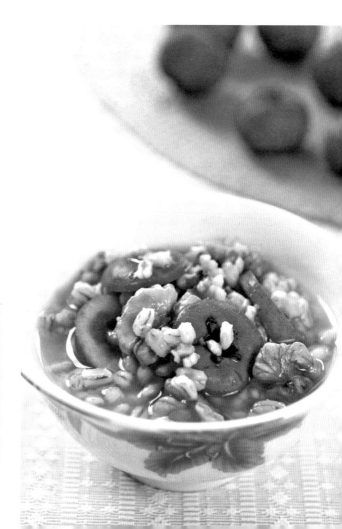

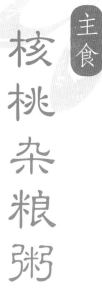

主食

核桃杂粮粥

材料

核桃仁30克，糙米、小米、小麦、燕麦、薏苡仁各20克。

做法

将糙米、小米、小麦、燕麦、薏苡仁淘洗干净，一同放入砂锅，加适量水，大火烧开，撇净浮沫，改文火煮20分钟，放入核桃仁续煮15分钟，至粥稠即可。

用法

随餐食用。

补肾通便药 · 核桃仁

153

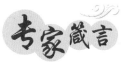

核桃可润肠燥，杂粮粗纤维丰富，通肠效果好，合用可缓解慢性便秘。

宜忌

✓ 适合气血不足、肠燥便秘、习惯性便秘者，兼有皮肤粗糙不润、干燥瘙痒者最宜食用。

✓ 四季皆宜食用。

✗ 泄泻、便溏者不宜。

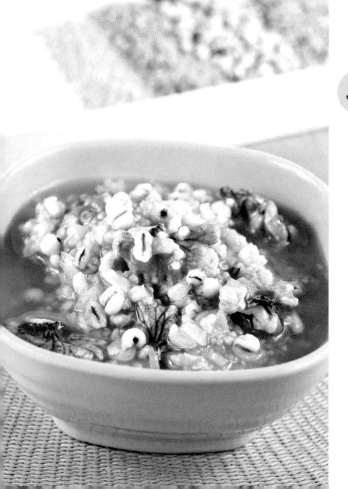

菜肴

核桃炒韭菜

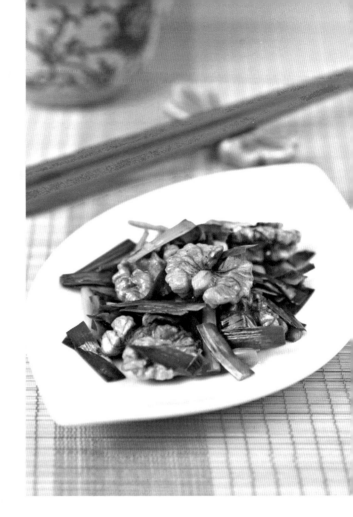

专家箴言

此方出自《饮膳正要》。韭菜有"净肠草"之称，搭配核桃仁，可起到益精血、通肠道的作用。

宜忌

☑ 适合大便秘结、肠燥便秘者，兼有肾虚阳痿、遗精者更宜。

☑ 春、秋季食用更佳。

✖ 体质燥热、阴虚火旺、腹泻、便溏者不宜多吃。

材料

核桃仁30克，韭菜200克。

调料

盐适量。

做法

1 韭菜择净，清洗，切段。

2 炒锅中倒入油烧热，倒入核桃仁炒至微黄，放入韭菜段，炒出香味时加盐调味，炒匀即可。

用法

随餐食用，每周数次。

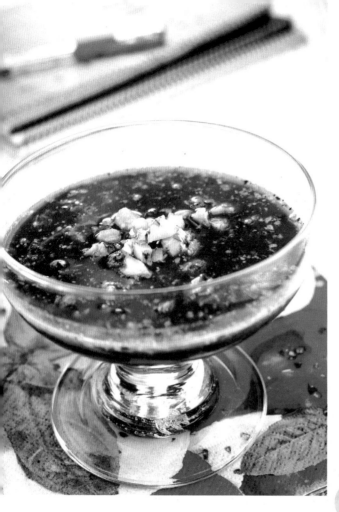

汤羹

核桃仁芝麻羹

材料

熟核桃仁、熟黑芝麻各20克。

调料

白糖、淀粉各适量。

做法

将熟核桃仁、熟黑芝麻捣碎，同入锅中，加适量水，煮沸后加白糖调味，勾芡即成。

用法

每日早餐前空腹食用。

专家箴言

此羹可滋阴养血，润肠通便，益精明目，养肤乌发，健脑益智。

宜忌

✓ 适合血虚肠燥便秘，兼有须发早白、肌肤失养、视力及脑力衰退者。

✓ 秋、冬季食用更佳。

✗ 肠滑腹泻、便溏者不宜。

✗ 肥胖多脂者不宜多吃。

肉苁蓉

别名　地精、大芸、纵蓉、金笋。

性味　味甘、咸，性温。

归经　归肾、大肠经。

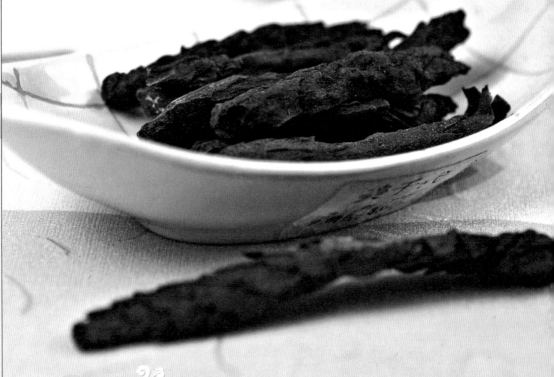

专家箴言

　　肉苁蓉有补肾助阳、润肠通便的功效，常用于血虚津枯所致的肠燥便秘，尤其适合兼有肾阳亏虚、精血不足、阳痿、宫寒者。

古籍说法

《本草经疏》："白酒煮烂顿食，治老人便燥闭结。"

《玉楸药解》："凡粪粒坚小，形如羊屎，此土湿木郁，下窍闭塞之故。谷滓在胃，不得顺下，零星传送，断落不联，历阳明大肠之燥，炼成颗粒，秘涩难通，总缘风木枯槁，疏泄不行也……肉苁蓉滋木清风，养血润燥，善滑大肠，而下结粪，其性从容不迫，未至滋湿败脾，非诸润药可比。"

《中医大辞典》："治阳痿、早泄、遗精、不孕、遗尿、腰膝痿软、筋骨痿弱、血枯便秘。"

药材选料

肉苁蓉为列当科植物肉苁蓉的干燥带鳞叶的肉质茎。以肉质厚、条粗长、棕褐色、柔嫩滋润者为佳。生鲜肉苁蓉和干制品均有疗效，酒苁蓉（黄酒炮制）效果更好一些。

酒苁蓉

干肉苁蓉

生鲜肉苁蓉

157

常用搭配

肉苁蓉可单用，也常与火麻仁、核桃仁等其他通便材料合用。

用法用量

可煎服，熬粥，与肉类炖汤，浸酒或入丸、散。煎服用量在10～15克。

人群宜忌

适宜人群	不宜人群
✓ 津枯血虚所致肠燥便秘者，老年便秘者尤宜	✗ 本品助阳，滑肠，阴虚火旺及腹泻者不宜
✓ 肾虚血亏所致的阳痿早泄、宫冷不孕、腰膝酸痛、痿软无力、尿频者	✗ 肠胃实热所致的大便秘结者不宜

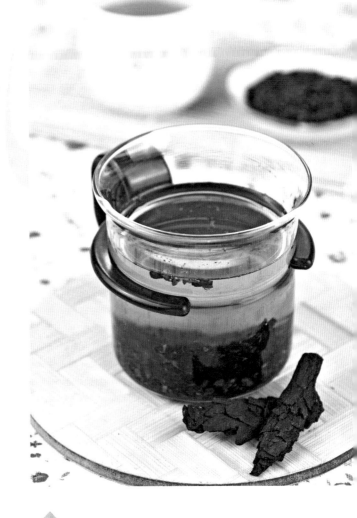

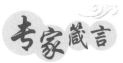

茶饮

决明苁蓉茶

专家箴言

此茶可润肠通便，适用于老年性便秘及习惯性便秘。

宜忌

✔ 适合血虚津枯所致的肠燥便秘、习惯性便秘，尤其适合兼有肾虚精亏的老年便秘者。

✔ 四季皆宜饮用。

✖ 肠滑腹泻、便溏者不宜。

材料

决明子、肉苁蓉各10克，蜂蜜适量。

做法

决明子炒熟，捣碎，与肉苁蓉一起放入盖碗，用沸水冲泡，盖闷15分钟，倒出茶汤，加蜂蜜饮用。

用法

每日1剂，代茶频饮。

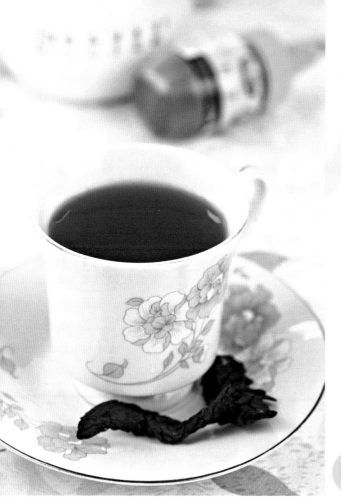

煎肉苁蓉饮

 专家箴言

此饮可填精补虚，善治老年血液枯槁、大便燥结、胸中作闷等症。

◆ **材料**

肉苁蓉20克，蜂蜜适量。

◆ **做法**

把肉苁蓉放入砂锅，加水煎汤，滤渣取汁，加蜂蜜调匀即成。

◆ **用法**

随三餐分3次饮服，连服数日。

宜忌

✓ 适合老年血虚肠燥便秘，兼有肾虚阳痿早泄、腰膝酸软、尿频者。

✓ 四季皆宜饮用。

✗ 阴虚火旺、腹泻者不宜。

✗ 肠胃实热所致的大便秘结者不宜。

✗ 糖尿病患者不宜。

主食

肉苁蓉粥

材料

肉苁蓉15克，粳米100克。

做法

先将肉苁蓉洗净，切成极细的末，加入淘洗好的粳米和适量水，一起煮为稀粥。（也可加少许葱、盐、酱调和。）

用法

每日早晨食用。

专家藏言

此粥可填精润燥，通便，养胃，常用于津枯血亏所致的大便涩迟。

宜忌

✓ 适合血虚津枯所致的肠燥便秘，兼有脾胃虚弱、肾虚精亏、阳痿、尿频、腰膝酸软者。

✓ 四季皆宜饮用。

✗ 阴虚火旺、腹泻者不宜。

✗ 肠胃实热所致的大便秘结者不宜。

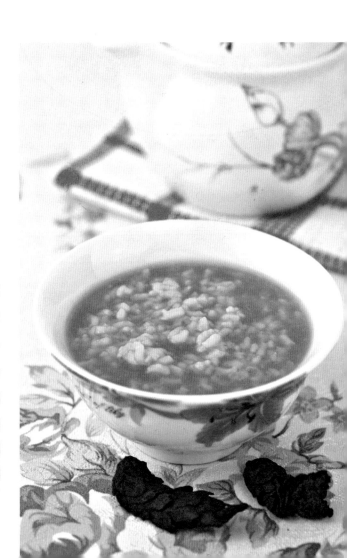

苁蓉麻仁粥

材料

肉苁蓉、火麻仁各10克，粳米100克。

做法

先将肉苁蓉、火麻仁放入锅中，加适量水煎煮20分钟，滤渣留汤，再倒入淘洗好的粳米，续煮至粥成。

用法

每日早晨食用。

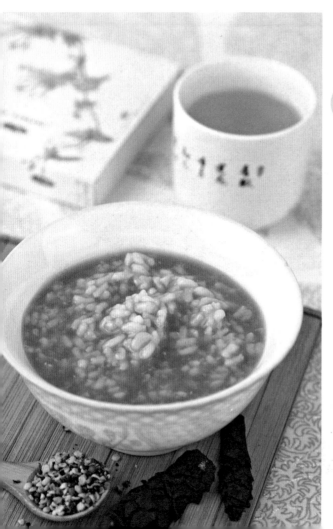

专家箴言

此粥润肠通便，常用于老年虚弱者的肠燥便秘、习惯性便秘等。

宜忌

✓ 适合老年体虚肠燥便秘及习惯性便秘，兼有肾虚阳痿早泄、尿频、腿脚痿软无力、腰膝酸痛者最宜。
✓ 四季皆宜饮用。

✗ 阴虚火旺、腹泻者不宜。
✗ 肠胃实热所致的大便秘结者不宜。

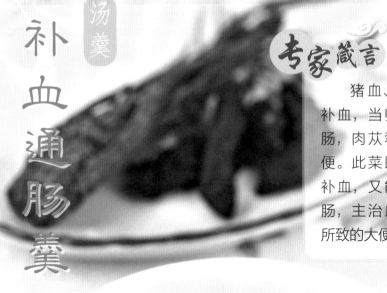

补血通肠羹

汤羹

专家箴言

　　猪血、菠菜善补血，当归活血通肠，肉苁蓉润肠通便。此菜既可养血补血，又能润燥通肠，主治血虚肠燥所致的大便秘结。

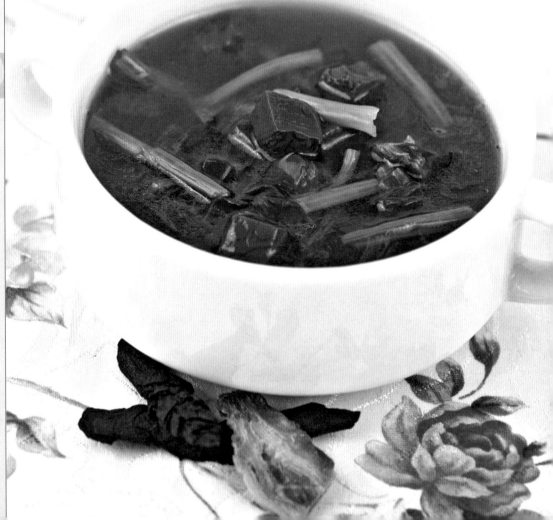

材料

猪血100克，菠菜200克，
当归、肉苁蓉各15克。

调料

香油、盐、鸡精各适量。

做法

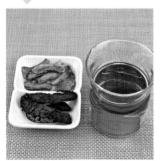 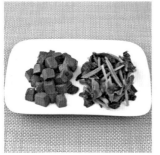 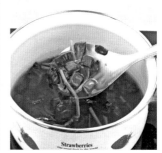

1 将当归、肉苁蓉加水煎煮，去渣取药汁待用。

2 菠菜择洗干净，放入沸水中焯烫后取出。猪血煮熟，切成丁。

3 锅内倒入药汁和适量水烧开，放入菠菜、猪血，再煮沸时加入各调料即可。

用法

随餐趁热食用。

宜忌

 适合血虚津枯所致的肠燥便秘者。

☑ 女性血虚便秘兼有血虚萎黄、面色晦暗、色斑多生、月经不调、宫寒者。

☑ 老人血虚便秘兼有肾虚阳痿、尿频、腰腿酸软者。

☑ 四季皆宜食用。

✖ 肠滑腹泻、阴虚火旺、肠胃实热所致大便秘结者不宜。

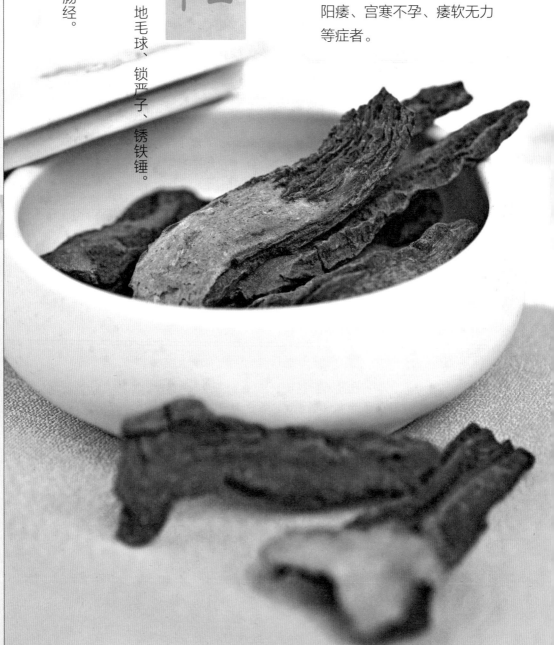

补肾通便药

锁阳

别名 锁阳、不老药、地毛球、锁严子、锈铁锤。

性味 味甘，性温。

归经 归肝、肾、大肠经。

专家箴言

锁阳可补肾助阳，润肠通便，常用于血虚津亏所致的肠燥便秘，尤其适合兼有肾阳亏虚、精血不足引起的阳痿、宫寒不孕、痿软无力等症者。

古籍说法

《本草衍义补遗》："大补阴气，益精血，利大便。虚人大便燥结者。啖之可代从蓉，煮粥弥佳；不燥结者勿用。"

《本草从新》："益精兴阳，润燥养筋，治痿弱，滑大肠。泄泻及阳易举而精不固者忌之。"

药材选料

本品为植物锁阳的干燥肉质茎。生长于我国西北及内蒙古等干燥多沙地带，以春季采收者、个肥大、色红、坚实、断面粉性、不显筋脉者品质为佳。生鲜品及干品均可选用。

鲜锁阳

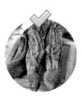
干锁阳

常用搭配

用于肠燥便秘时，锁阳可单用，煎浓汁加蜜收膏服，或与肉苁蓉、火麻仁、生地黄等同用。

用法用量

泡酒最宜，也可泡饮，煮汤、粥食用，或入膏、丸剂。煎服用量在10～15克。

人群宜忌

适宜人群	不宜人群
✓阳弱精虚、阴衰血竭所致的大肠燥涸、便秘不通者 ✓肾阳亏虚、精血不足、阳痿、不孕、下肢痿软、筋骨无力者	✗阴虚阳亢、脾虚泄泻、实热便秘者均忌服

茶饮
锁阳桑椹茶

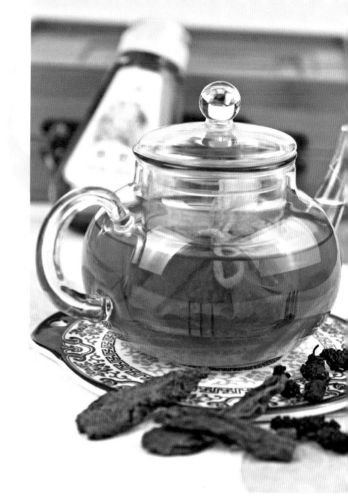

专家箴言

此茶既可补肾阳，益肾精，又能润肠通便，常用于肾虚老人的肠燥便秘。

宜忌

✓ 适合体虚肠燥便秘，兼有腰膝酸软、阳痿、精滑、不孕不育者及老人最宜。

✓ 四季皆宜饮用。

✗ 便溏、泄泻以及阴虚阳亢、实热便秘者不宜。

材料

锁阳、桑椹各15克，蜂蜜10克。

做法

将锁阳、桑椹捣碎，装入料包，放入壶中，倒入沸水，加盖闷泡15分钟，待温后调入蜂蜜拌匀饮用。

用法

每日1剂，可多次冲泡，代茶频饮。

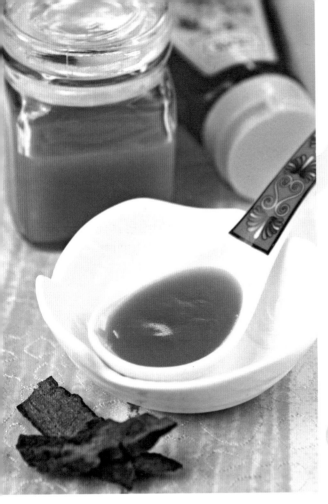

膏方

锁阳蜜膏

专家箴言

此方有补肾益精、润燥通便的功效，是体虚便秘者的保健良方。

材料

锁阳1500克，炼蜜240克。

做法

先将锁阳放入锅中，加水煎煮，取2次汤汁，都倒入锅中，加炼蜜煮至膏成，装入瓶中，密封保存。

用法

每日早、中、晚三餐前各服1匙，用温酒调拌送服效果更佳。

宜忌

✓ 血竭津枯所致的肠燥便秘者，尤其对老年习惯性便秘有改善作用。

✓ 兼有肾虚阳痿、遗精、早泄、不孕不育、骨弱无力者宜常服。

✓ 四季皆宜服用。

✗ 阴虚阳亢、腹泻、便溏、实热便秘者不宜。

✗ 糖尿病患者不宜。

锁阳粥

主食

材料

锁阳30克，粳米100克。

做法

将锁阳切碎，盛入药包，放入砂锅中，加水煎汤。除去锁阳药包，在药汤中加入淘洗好的粳米，煮成粥即可。

用法

每日分2次，随餐温热食用。

专家箴言

此方源自《本草求真》，可兴阳固精、润肠通便，常用于肠燥便秘、阳痿不育、腰膝酸软等症。

宜忌

- ✓ 老年体虚所致的大便燥结，兼有筋骨痿弱、阳痿、早泄者。
- ✓ 四季皆可食用。

- ✗ 阴虚阳亢、腹泻、便溏、实热便秘者不宜。

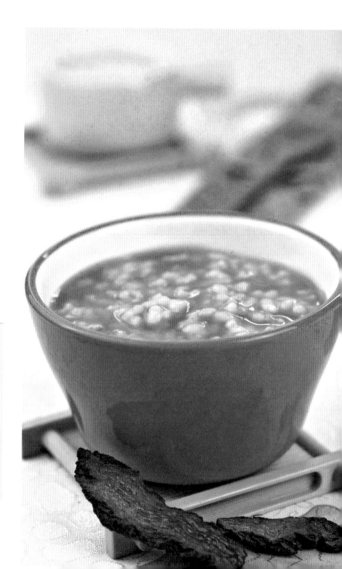

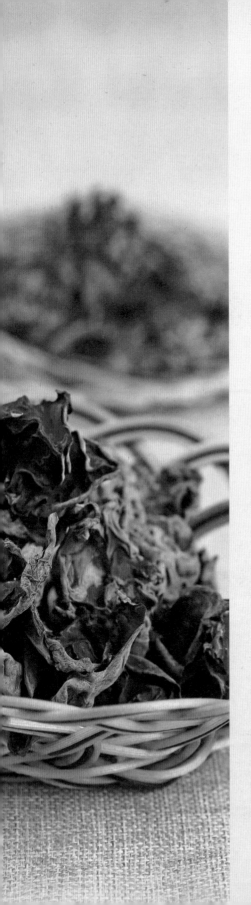

解毒净肠药

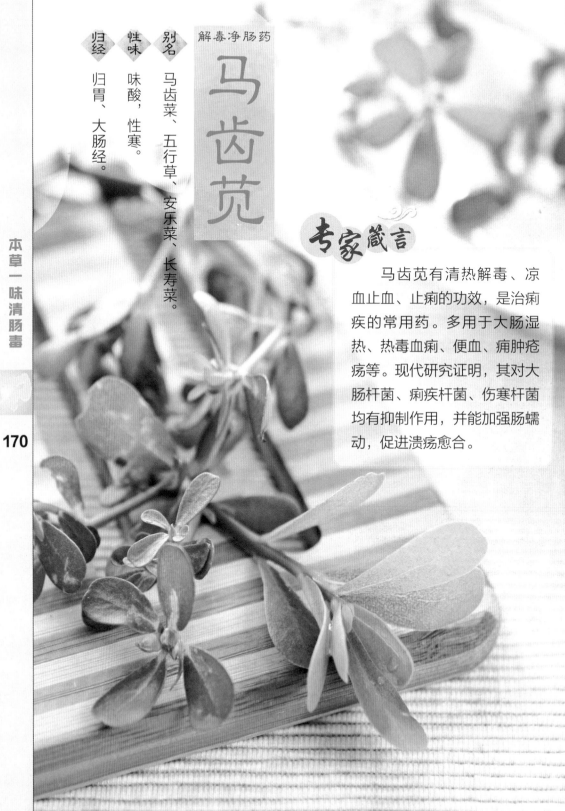

解毒净肠药

马齿苋

别名 马齿菜、五行草、安乐菜、长寿菜。

性味 味酸，性寒。

归经 归胃、大肠经。

专家箴言

马齿苋有清热解毒、凉血止血、止痢的功效，是治痢疾的常用药。多用于大肠湿热、热毒血痢、便血、痈肿疮疡等。现代研究证明，其对大肠杆菌、痢疾杆菌、伤寒杆菌均有抑制作用，并能加强肠蠕动，促进溃疡愈合。

古籍说法

《本草纲目》："散血消肿，利肠滑胎，解毒通淋。"

《开宝本草》："利大小便，去寒热，杀诸虫，止渴，破症结痈疮……生捣绞汁服，当利下恶物，去白虫。"

《本草蒙筌》："除邪利大便小水，明目退白翳青盲，杀蛔虫，去寒热。"

药材选料

本品为马齿苋科植物马齿苋的干燥地上部分，以全草入药。夏、秋二季采收，除去残根和杂质，洗净，鲜用；或略蒸或烫后晒干，切段入药。以株小、质嫩、整齐少碎、叶多、青绿色、无杂质者为佳。

 鲜马齿苋

 干马齿苋

常用搭配

马齿苋单味捣汁服或煮粥食用即有效，也常与蜂蜜合用。

用法用量

可煎汤，煮粥或熬膏。煎服用量在10～15克，鲜品30~60克。

人群宜忌

适宜人群	不宜人群
✓ 大肠湿热所致的热毒血痢者（腹痛泄泻，或下利脓血、里急后重），细菌性痢疾、急性胃肠炎、腹泻者	✗ 脾胃虚寒、肠滑作泄者忌服
✓ 血热妄行所致的尿血、便血、痔疮出血、崩漏、湿热淋证、带下者	✗ 马齿苋有收缩子宫的作用，孕妇忌服
✓ 血热毒盛所致的乳腺炎、疖疹疮癣等各种化脓性皮肤病者	

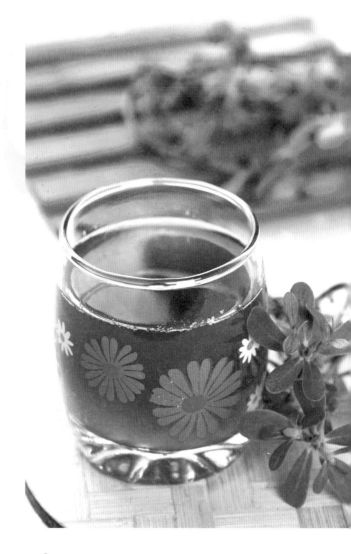

茶饮

马齿苋汁

专家箴言

此汁可清热解毒，散血消肿，促进溃疡愈合，常用于便秘、热毒痢疾、痔疮、便血等。

宜忌

☑ 适合热结便秘或热毒痢疾（下痢腹痛、里急后重）、痔疮、便血者，细菌性痢疾、急性肠胃炎者均宜。
☑ 夏、秋季更宜饮用。

✖ 虚寒便溏者不宜。
✖ 孕妇禁用。

材料

鲜马齿苋100克。

做法

将鲜马齿苋洗净，放入锅中，加适量水，煮15分钟，过滤取汁饮用。

用法

每日可分数次饮用。

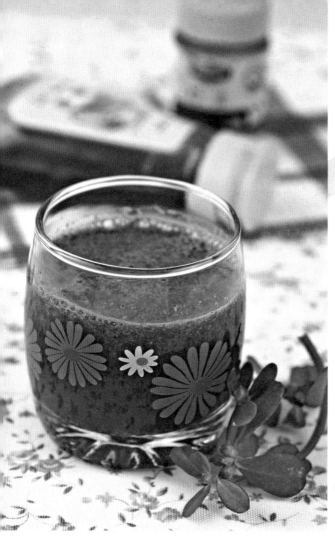

马齿苋蜜饮

173

专家箴言

此方源自《食医心鉴》，有清热解毒、止痢、补虚的功效，善治热毒血痢。

材料

鲜马齿苋100毫升，蜂蜜30克。

做法

将鲜马齿苋择洗干净，放入打汁机，搅打成汁，倒入杯中，兑入蜂蜜拌匀即可饮用。

用法

三餐前空腹饮用。

宜忌

✓ 适合肠内热毒所致的大便秘结或大便带黏液脓血、腹痛腹泻、痔疮出血者。

✓ 夏、秋季更宜饮用。

✗ 虚寒便溏者不宜。

✗ 孕妇禁用。

马齿苋茶

材料

马齿苋100克，茶叶5克。

调料

白糖15克。

做法

将马齿苋、茶叶、白糖一起放入锅中，加适量水，煎煮20分钟，取汁饮用。

用法

代茶饮服。连服3~5天。

专家箴言

此茶可清热、利尿、解毒、止痢，适用于细菌性痢疾。

宜忌

✓ 适合细菌性痢疾，症见发热、腹痛、腹泻、里急后重、排含黏液脓血的稀便者。

✓ 夏、秋季更宜饮用。

✗ 虚寒便溏者不宜。

✗ 孕妇禁用。

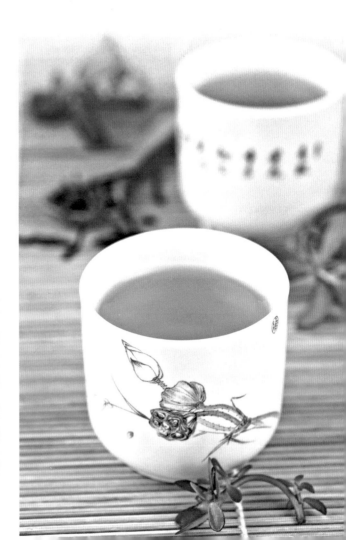

马齿苋饼

材料

马齿苋150克，面粉200克。

调料

盐适量。

做法

1 先将马齿苋洗净，焯烫一下，切成段后放入碗中，再放入面粉、盐和水，搅打成菜面糊。

2 饼铛烧热，加少许油，倒入菜面糊，摊成薄饼即成。

用法

随餐食用。

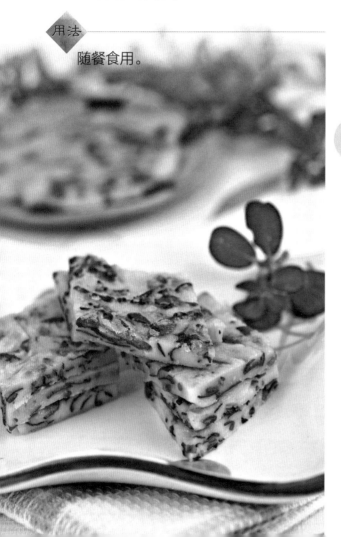

专家箴言

此饼有助于清大肠热毒，改善热结便秘或泻痢不止，预防肠道传染病。

宜忌

✓ 大肠热结便秘或湿热所致的热毒血痢者，急、慢性肠炎者均宜常食。

✓ 夏、秋季更宜食用。

✗ 虚寒便溏者不宜。

✗ 孕妇禁用。

马齿苋粥

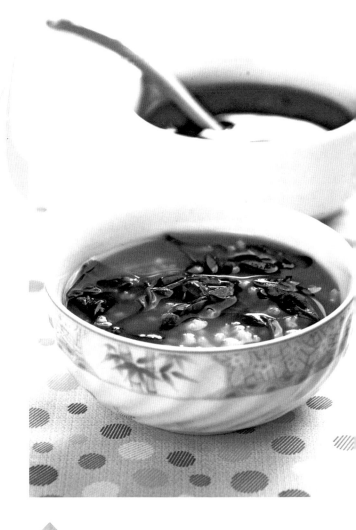

专家箴言

此粥清热解毒，抗菌止痢，清热利湿，兼能养护脾胃，常用于细菌性痢疾和肠炎。

宜忌

 适合老年人急性细菌性痢疾，有里急后重、便带脓血、心腹胀满等症状者。

 夏、秋季更宜食用。

❌ 虚寒便溏者不宜。

❌ 孕妇禁用。

材料

马齿苋、粳米各100克。

调料

盐适量。

做法

1 将马齿苋择洗干净，切成段。

2 淘洗好的粳米加水煮粥，粥将成时放入马齿苋，加盐调味即成。

用法

每日早、晚随餐食用。

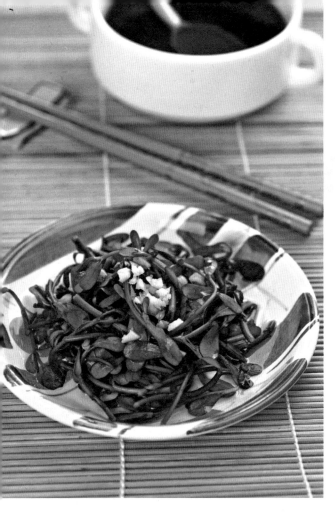

菜肴

凉拌马齿苋

材料

马齿苋250克，蒜蓉15克。

调料

白醋、白糖各15克，香油、盐各适量。

做法

将马齿苋择洗干净，切成段，焯烫熟，放入盘中，加入各调料，拌匀即可。

用法

随餐食用。

专家箴言

此菜可清热解毒、降火消炎，是热毒所致肠炎、痢疾者的辅助食疗品。

宜忌

✓ 适合湿热型痢疾、肠炎、腹痛腹泻、便血、痔血者。

✓ 夏、秋季更宜食用。

✗ 虚寒便溏者不宜。

✗ 孕妇禁用。

野菜拌大蒜

菜肴

材料

马齿苋、鲜荠菜各150克，独头大蒜1个。

调料

生抽、米醋各15克，香油、盐各适量。

做法

1 荠菜、马齿苋分别洗净，入沸水锅中焯烫后切成段，放入盘中。
2 独头蒜去皮，切片后和各调料也放入盘中，拌匀即成。

用法

随餐作凉菜食用。

专家箴言

马齿苋善凉血解毒，清肠治痢，大蒜可杀菌解毒，止泻止痢，搭配消炎止血的荠菜，对治疗细菌性痢疾有良效。

宜忌

✓ 适合大肠湿热所致的热毒血痢、细菌性痢疾、急性肠炎、便血、痔血者。
✓ 夏、秋季更宜食用。

✗ 虚寒便溏者不宜。
✗ 孕妇禁用。

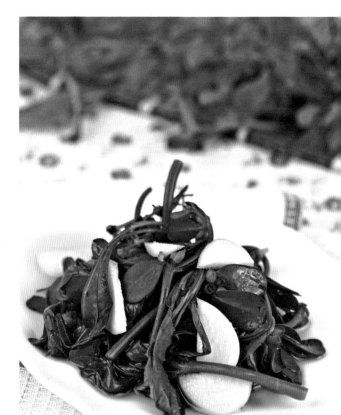

马齿苋绿豆汤

材料

马齿苋150克，绿豆30克。

做法

1 将马齿苋洗净，切段备用。
2 绿豆淘洗干净，放入锅中，加适量水煮20分钟，放入马齿苋，续煮10分钟，至绿豆熟烂即成。

用法

每日1剂，连服4~6日。

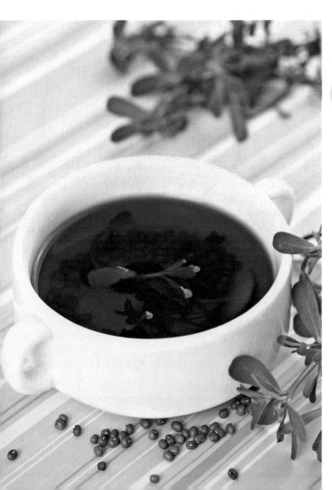

专家箴言

此汤能清热凉血、解毒消痈，适用于热毒泻痢、火毒痈肿等症。

宜忌

✓ 适合热毒血痢、细菌性痢疾、急性肠胃炎、便血、痔疮出血者。
✓ 夏、秋季更宜食用。

✗ 虚寒便溏者不宜。
✗ 孕妇禁用。

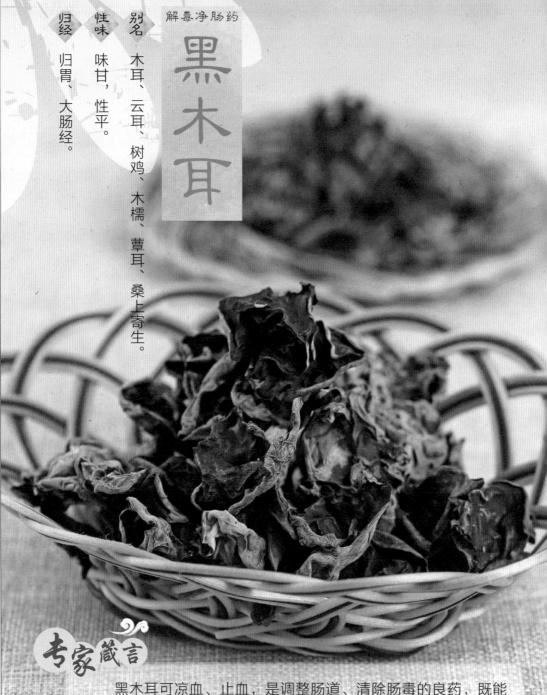

解毒净肠药

黑木耳

别名　木耳、云耳、树鸡、木檽、蕈耳、桑上寄生。

性味　味甘，性平。

归经　归胃、大肠经。

专家箴言

　　黑木耳可凉血、止血，是调整肠道、清除肠毒的良药，既能通便，又能止泻，常用于便秘、肠风便血、血痢、痔疮出血、大肠癌、血淋、崩漏等，是肠道热毒壅盛者的食疗良药。

古籍说法

《食疗本草》："利五脏，宣肠胃气拥毒气。"

《日用本草》："治肠癖下血，又凉血。"

《本草纲目》："治痔。"

《随息居饮食谱》："凡崩淋血痢，痔患肠风，常食可疗。"

药材选料

本品为柳、榆、桑、槐等阔叶树腐木上生长的食用菌。以古槐、桑树上所生者为佳，槐耳疗痔效果最好。优质黑木耳应光滑黑亮、薄厚均匀、形状完整、无异味。

 优质黑木耳

 散碎、薄厚不均的劣质黑木耳

常用搭配

黑木耳搭配广泛，各种肉类、蔬菜均宜。

用法用量

黑木耳是厨房中的常用食材，可凉拌、炒菜、做汤，也常作配菜，没有毒副作用，非常安全，除了脾胃虚寒、大便滑泻者之外，用量没有限制。

人群宜忌

适宜人群	不宜人群
✓ 胃肠热毒壅盛所致的便秘、泄泻、便血、肠炎痢疾、胃肠炎者尤宜。因有抗癌、抗炎、抗突变、抗辐射、提高免疫力等作用，也适合大肠癌患者日常保健 ✓ 尿血、便血、妇女崩漏、咳血等各类出血证者 ✓ 高血压、高脂血症、糖尿病、肥胖、血栓者	✗ 脾胃虚寒便溏及肠胃溃疡者不宜

桑耳粥

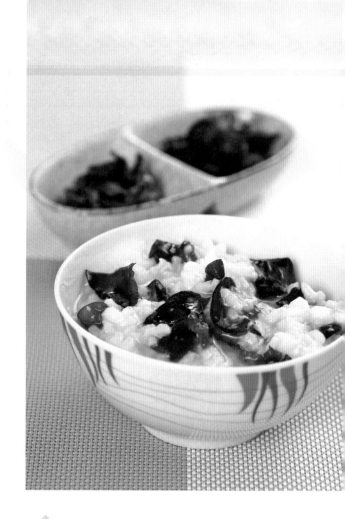

专家箴言

此方出自《寿亲养老书》，可破瘀，补虚，用于老人痔疮下血、烦热、羸瘦。

宜忌

✓ 适合各类痔疮及热毒痢疾、肿瘤引起的肠道出血者。

✓ 四季皆宜。

✗ 脾胃虚寒所致大便溏泄者不宜。

材料

黑木耳50克，粳米100克。

调料

盐少许。

做法

黑木耳加水煎汁，再倒入淘洗好的粳米，一起煮成粥。

用法

随餐食用。

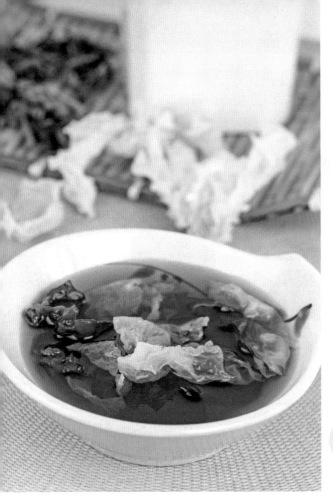

双耳汤

183

专家箴言

银耳、黑木耳都是肠道"清道夫"，且能养阴润燥，此汤既能促进排毒，又能滋养阴血，是净肠补虚的良方。

材料

水发黑木耳、银耳各70克。

调料

冰糖适量。

做法

1 将水发黑木耳、银耳分别择洗干净，撕成小片。

2 锅中放入黑木耳、银耳和冰糖，加适量水，煮15分钟即可。

用法

随餐食用。

宜忌

✓ 适合大便秘结、高血压、高脂血症、动脉硬化者常食，对预防大肠癌也有一定作用。

✓ 四季皆宜。

✗ 脾胃虚寒所致大便溏泄者不宜。

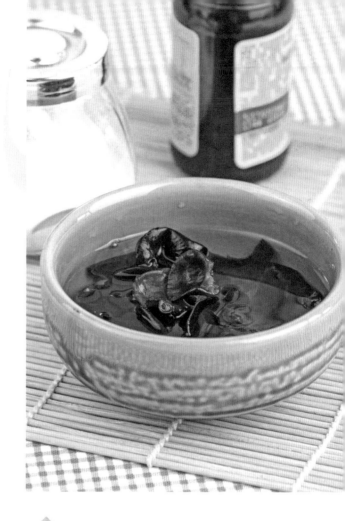

汤羹

黑木耳方

专家箴言

此方出自《太平圣惠方》，可涩肠，活血，止痢，用于血痢日夜不止、腹中疼痛、心神烦闷。

宜忌

✓ 适合胃肠热毒壅盛所致的腹痛腹泻、血痢、便血、痔疮出血者。

✓ 四季皆宜。

✗ 脾胃虚寒所致腹泻及肠胃溃疡者不宜。

材料

水发黑木耳150克。

调料

盐、醋各适量。

做法

将黑木耳择洗干净，放入锅中，加适量水煮沸，放入醋、盐，再煮5分钟即可。

用法

随餐食用。

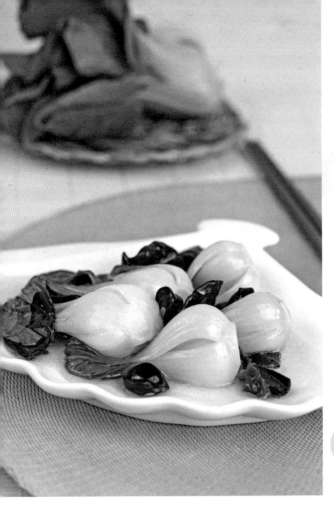

菜肴 木耳炒油菜

专家箴言

　　木耳解毒消肿，油菜破结通肠，合用可活血散瘀，消肿解毒，常用于肠风下血、便血、痔血、大肠癌。

185

材料

水发黑木耳100克，油菜200克。

调料

葱花、盐、鸡精各适量。

做法

1 将油菜和水发黑木耳分别择洗干净。
2 锅中倒入油烧热，下葱花炝锅，放入油菜和黑木耳翻炒至熟，加鸡精和盐调味即成。

用法

随餐食用。

宜忌

✓ 适合肠道湿热毒火所致便秘、肿瘤、出血者，尤宜大肠癌的预防及日常调养。

✓ 四季皆宜。

✗ 脾胃虚寒所致大便滑泻及肠胃溃疡者不宜。

解毒净肠药

山楂

别名 山里红果。

性味 味酸、甘，性微温。

归经 归脾、胃、肝经。

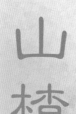

专家箴言

山楂有消食健胃、行气散瘀的功效。除了善治各种饮食积滞证外，还有很好的止泻止痢效果，常用于泻痢、腹痛、便溏等症。

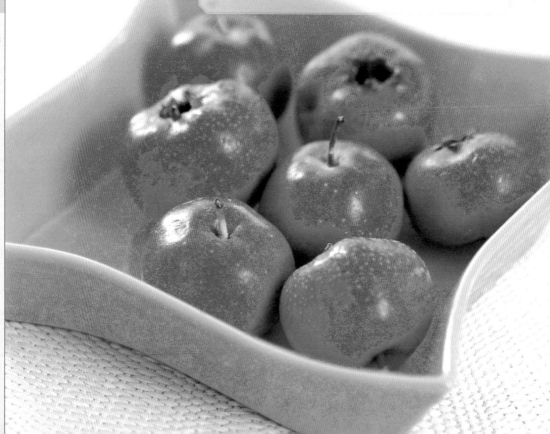

古籍说法

《本草纲目》："化饮食，消肉积，癥瘕，痰饮痞满吞酸，滞血痛胀。"
《日用本草》："化食积，行结气，健胃宽膈，消血痞气块。"

药材选料

本品为蔷薇科植物山里红或山楂的干燥成熟果实。生山楂、炒山楂多用于消食散瘀，因肉食积滞引起的脘腹胀满、嗳气吞酸、腹痛便溏者宜用；焦山楂、山楂炭多用于止泻痢，适合泻痢腹痛者。山楂炒制后消食导滞的作用可增强。

焦山楂

山楂炭

炒山楂

生干山楂

常用搭配

用于泻痢腹痛时，山楂以单用为宜。用于食积腹痛、便溏时，可搭配陈皮、莱菔子等同用。

用法用量

山楂可煎汤，泡茶，煮粥，制作糕点或入丸、散。煎服用量在10～15克，大剂量可达30克。

人群宜忌

适宜人群	不宜人群
✓泻痢腹痛、疝气痛者，饮食积滞、肉食不消、脘腹胀满、嗳气吞酸、腹痛便溏者	✗脾胃虚弱而无积滞者应慎服
✓瘀阻胸腹痛、痛经者	✗胃酸分泌过多者不宜

山楂饮

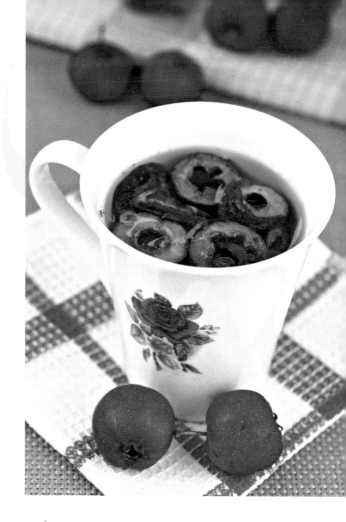

专家箴言

此饮可用于急性细菌性痢疾、小儿虫积腹痛等症。

宜忌

✓ 适合脘腹胀满、积食不消者，也宜泻痢腹痛、轻中度细菌性痢疾者。

✓ 小儿缘虫病、虫积腹痛者宜饮用。

✓ 夏、秋季最宜饮用。

✗ 脾胃虚弱、无积滞者不宜。

材料

鲜山楂干20克。

调料

冰糖适量。

做法

将山楂干和冰糖放入杯中，冲入沸水，浸泡15分钟即可饮用。

用法

每日1剂，代茶饮，连用7～10天。

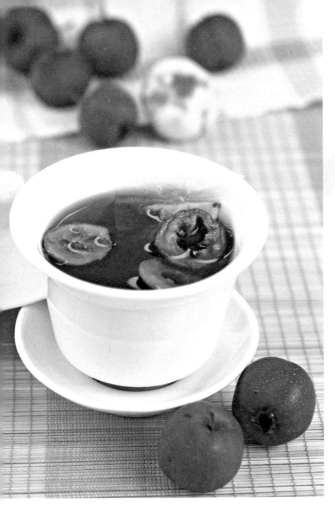

山楂糖蒜茶

材料

山楂干、红糖各20克，大蒜15克，袋装红茶1个。

做法

将山楂干洗净，大蒜切片，和袋装红茶、红糖一起放入盖碗中，冲入沸水，闷泡15分钟即可饮用。

用法

代茶频饮。

专家箴言

此茶可消毒杀菌，化瘀滞，抗感染，常用于细菌性痢疾等。

宜忌

✓ 适合泻痢腹痛、轻中度细菌性痢疾等肠道传染病、感染性疾病者。

✓ 夏、秋季最宜饮用。

✗ 脾胃虚弱、无积滞者不宜。

山楂止痢茶

材料

山楂60克（半生半熟），生姜10克，茶叶5克，红糖15克。

做法

将山楂切片，生姜切丝，和茶叶、红糖一起放入盖碗中，冲入沸水，闷泡15分钟即可饮用。

用法

每日1剂，代茶频饮。

专家箴言

此茶有清热消滞、化湿消炎、止痢的功效，可用于湿热痢疾及菌痢、肠炎等。

宜忌

✓ 适合湿热、热毒所致的泄痢不止、细菌性痢疾、肠炎、腹痛者。

✓ 夏、秋季最宜饮用。

✗ 脾胃虚弱、无积滞者不宜。

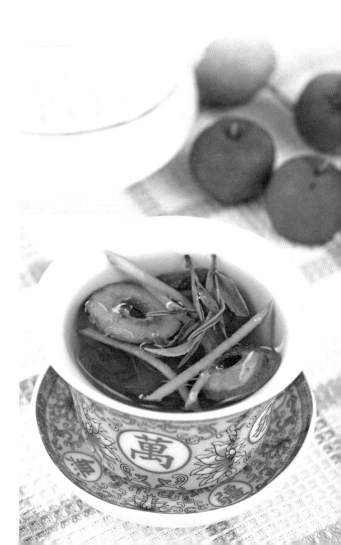

材料

生山楂50克，鲜马齿苋100克，粳米100克。

调料

白糖适量。

做法

1 将马齿苋切段，山楂去核，切片。
2 把淘洗好的粳米放入锅中，加水煮20分钟，放入马齿苋、山楂、白糖，续煮10分钟即成。

用法

每日分2次食用，连服3~5日。

191

专家箴言

此粥可清热解毒，消滞止痢，适用于热毒所致的下痢脓血、腹痛等症。

宜忌

✓ 适合热毒泻痢、大便夹带脓血、腹痛、身热、烦躁、舌绛苔黄者食用。

✓ 夏、秋季最宜食用。

✗ 脾胃虚弱、无积滞者不宜。

解毒净肠药

乌梅

别名　酸梅、梅实、熏梅、桔梅肉。

性味　味酸、涩，性平。

归经　归肝、脾、肺、大肠经。

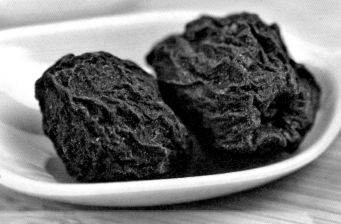

专家箴言

　　乌梅有敛肺止咳、涩肠止泻、安蛔止痛、生津止渴的功效，其味酸，有很强的收涩作用，是治疗久泻、久痢、蛔虫腹痛的常用药，对预防肠道传染病也十分有益。

古籍
说法

《本草纲目》："敛肺涩肠，止久嗽泻痢，反胃噎膈，蛔厥吐利。"
《本草新编》："乌梅，止痢断疟，每有速效。"
《本草拾遗》："去痰，主疟瘴，止渴调中，除冷热痢，止吐逆。"

药材
选料

本品为蔷薇科植物梅的近成熟果实。夏季果实近成熟时采收，低温烘干后闷至皱皮，色变黑时即成。以个大、肉厚、核小、外皮乌黑色、不破裂露核、柔润、味极酸者为佳。去核后生用或炒炭用，止泻止血宜炒炭用。

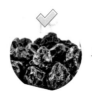
乌梅

炭乌梅

常用
搭配

乌梅最宜单用煎汁，也常搭配香附、干姜、蜂蜜等同用。

用法
用量

可直接食用，也可煎汁，泡茶，浸酒，煮粥或入膏、丸、散。煎服用量在3～10克，大剂量可达30克。

人群
宜忌

适宜人群	不宜人群
✓ 久泻、久痢、便脓血、痔疮出血者，慢性结肠炎、细菌性痢疾者	✗ 外有表邪不宜
✓ 蛔虫所致腹痛、心烦呕吐、四肢厥冷的蛔厥病证，婴幼儿腹泻者	✗ 内有实热积滞者不宜
✓ 肺虚久咳、虚热消渴、肝炎、胆囊炎、胆石症者	✗ 胃酸过多者慎服

乌梅煎

茶饮

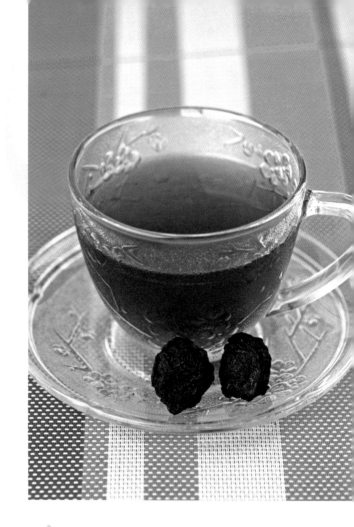

专家箴言

此方具有收涩止泻的功效，可用于治疗慢性结肠炎。

宜忌

◇ 适合慢性结肠炎、细菌性痢疾、便脓血、痔疮出血者饮用。

◇ 小儿虫积腹痛者宜饮。

◇ 四季皆宜饮用。

✖ 外有表邪、内有实热积滞者不宜。

材料

乌梅15克。

调料

白糖适量。

做法

取乌梅加水1500毫升，将其煎至1000毫升，调入适量白糖饮用。

用法

每日1剂，代茶频饮。

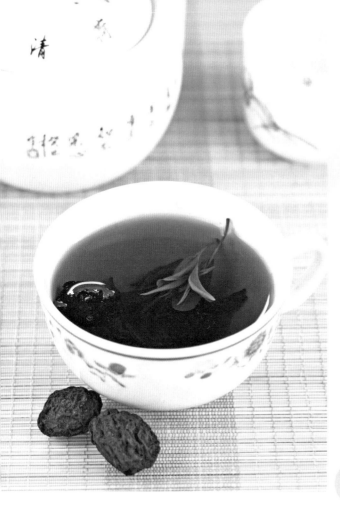

梅茶蜜饮

材料

乌梅15克，茶叶5克，蜂蜜适量。

做法

将乌梅、茶叶放入茶壶中，冲入沸水，闷泡15分钟后倒入杯中，待晾温时调入蜂蜜饮用。

用法

每日1剂，代茶频饮。

专家箴言

此饮有涩肠、止泻、解毒的功效，可用于痢疾下血、腹痛等症。

宜忌

✓ 适合久泻、久痢、慢性肠炎、大便带脓血、痔疮出血者饮用。

✓ 四季皆宜饮用。

✗ 外有表邪、内有实热积滞者不宜。

✗ 糖尿病患者不宜。

茶饮

姜茶乌梅饮

材料

乌梅、姜各15克，绿茶3克，红糖适量。

做法

将生姜切丝，与乌梅、绿茶共放盖碗中，以沸水冲泡，盖闷15分钟后调入红糖饮用。

用法

每日冲泡3次饮服。

专家箴言

此饮有清热生津、止痢消食、温中、抑菌的功效，可用于细菌性痢疾。

宜忌

✓ 适合细菌性痢疾、大便脓血以及虚寒型痢疾、脾虚泄泻、久泻不愈者。

✓ 四季皆宜饮用。

✗ 外有表邪、内有实热积滞者不宜。

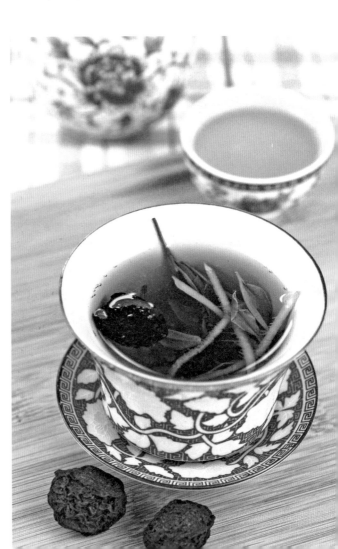

山楂乌梅饮

材料

乌梅、山楂干各15克。

调料

冰糖适量。

做法

将山楂、乌梅和冰糖一起放入杯中，以沸水冲泡，加盖闷15分钟后即可饮用。

用法

每日代茶饮。

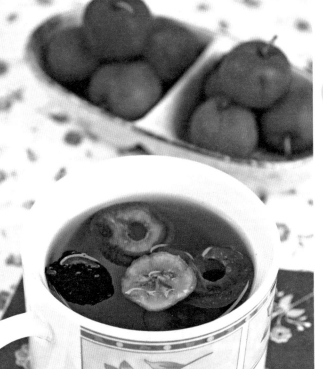

专家箴言

此饮可用于泻痢腹痛、大便溏薄、小儿虫积腹痛等。

宜忌

✓ 适合细菌性痢疾、泻痢腹痛、便溏、便脓血、痔疮出血者。

✓ 小儿蛔虫腹痛、腹泻者。

✓ 四季皆宜饮用。

✗ 外有表邪、内有实热者不宜。

乌梅粥

主食

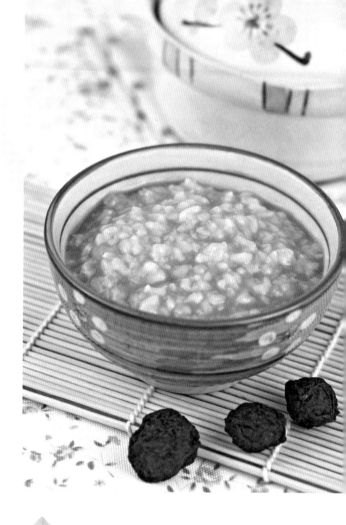

专家箴言

此方出自《圣济总录》，有生津止渴、调中下气、敛肺涩肠的功效。

宜忌

✓ 适合久泻、久痢、便血、痔血、烦热口渴、食欲不振者食用。

✓ 四季皆宜食用。

✗ 外有表邪、内有实热者不宜。

材料

乌梅15克，粳米100克。

调料

冰糖适量。

做法

先将乌梅放入锅中，加适量水煮20分钟，捞出乌梅，放入淘洗好的粳米，调入冰糖，煮成稀粥即可。

用法

每日早、晚分2次温热食用。

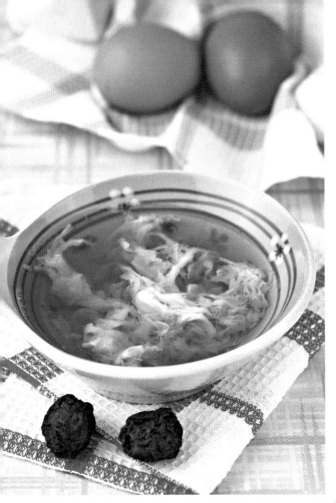

汤羹

乌梅鸡蛋汤

解毒净肠药 · 乌梅

199

材料

乌梅15克，鸡蛋1个。

调料

红糖适量。

做法

先将鸡蛋打入碗中，搅打均匀，再用乌梅加红糖煎煮汤汁，待沸后立即冲入鸡蛋液，成蛋花汤，趁热食用。

用法

每日分2次食用。

专家箴言

此汤能止泻、补虚，可用于细菌性痢疾患者的日常调养。

宜忌

✓ 适合细菌性痢疾、慢性肠炎、痔疮出血、泻痢腹痛、小儿虫积者常食。

✓ 四季皆宜饮用。

✗ 外有表邪、内有实热者不宜。

图书在版编目（CIP）数据

本草一味清肠毒 / 余瀛鳌，陈思燕编著 . —北京：
中国中医药出版社，2021.8
（本草护佑全家人丛书）
ISBN 978 – 7 – 5132 – 7012 – 0

Ⅰ . ①本… Ⅱ . ①余… ②陈… Ⅲ . ①肠道毒素 – 排泄 – 验方
Ⅳ . ① R281–49 ② R289.51

中国版本图书馆 CIP 数据核字（2021）第 107917 号

中国中医药出版社出版

北京经济技术开发区科创十三街 31 号院二区 8 号楼
邮政编码　100176
传真　010-64405721
河北品睿印刷有限公司印刷
各地新华书店经销

开本 710×1000　1/16　印张 13　字数 163 千字
2021 年 8 月第 1 版　2021 年 8 月第 1 次印刷
书号　ISBN 978 – 7 – 5132 – 7012 – 0

定价　59.80 元
网址　www.cptcm.com

服务热线　010-64405720
购书热线　010-89535836
维权打假　010-64405753

微信服务号　zgzyycbs
微商城网址　https：//kdt.im/LIdUGr
官方微博　http：//e.weibo.com/cptcm
天猫旗舰店网址　https：//zgzyycbs.tmall.com

如有印装质量问题请与本社出版部联系（010-64405510）